Entendiendo y Superando el Acúfeno

Plan de Cinco Pasos Para Entender y Superar el Acúfeno
Utilizando Estrategias Holísticas Verificadas

Por Luis Gómez E.

Aviso de Derechos de Autor

Exención de Responsabilidad

Si bien se han hecho todos los intentos posibles para verificar la información que se proporciona en esta publicación, ni el Autor ni el Editor asumen ninguna responsabilidad por errores, omisiones o interpretaciones contrarias del tema de esta obra. Cualquier desprecio percibido hacia personas específicas, pueblos u organizaciones no es intencional. El autor no hace, ni intenta hacer ningún diagnóstico o cura o prevenir ninguna condición, padecimiento o enfermedad.

Esta publicación es un producto informativo basado en mi propia experiencia e investigación, y no ha sido evaluado por la Administración de Alimentos y Medicamentos de EE.UU. (FDA por sus siglas en inglés) o la profesión médica, y no está destinado a sustituir las indicaciones que pueda recibir de su médico. El Autor y el Editor no asumen responsabilidad alguna en nombre de cualquier comprador o lector de estos materiales. El autor no es médico, ni afirma serlo. Por favor consulte con su médico de cabecera antes de comenzar cualquier programa de nutrición, ejercicio, o tomar algún remedio. Al consultar a su médico de atención primaria, tendrá una mejor oportunidad para comprender y tratar sus síntomas y situación en particular de la manera más eficaz posible.

Como siempre, antes de aplicar cualquier tratamiento o intentar algo mencionado en este libro, o si tiene alguna duda, debe consultar con su médico y utilizar su mejor juicio. Si no lo hace, usted está actuando bajo su propio riesgo. Usted, el comprador o el lector de este libro, asume todos los riesgos por cualquier cosa que pueda aprender de este libro. Entendiendo y Superando el Acúfeno LUKLIN Publishing INC., el editor y Autor no son responsables de cualquier incremento en la severidad de su Acúfeno, o de cualquier problema de salud que pueda surgir en caso de renunciar a un tratamiento médico.

Al optar por utilizar la información disponible en Entendiendo y Superando el Acúfeno, usted acuerda indemnizar, defender y eximir a LUKLIN Publishing Inc. y Entendiendo y Superando el Acúfeno de todo reclamo, (sean válidos o no), acciones legales, juicios, procedimientos, pérdidas, daños, costos y gastos, de cualquier naturaleza (incluyendo honorarios razonables de abogados) por los cuales LUKLIN Publishing Inc. y Entendiendo y Superando el Acúfeno puedan ser considerados responsables, por el uso o mal uso del material aca expuesto.

INTRODUCCIÓN:

LA HISTORIA DEL ACÚFENO

Si usted o alguien que usted conoce, sufre de Acúfeno, sabrá los estragos que pueden causar y cómo pueden arruinar su vida. Más allá de sólo un *tintineo en los oídos*, el Acúfeno causa un fuerte ruido constante en la cabeza. Algunas personas se han vuelto locas e inclusive se han suicidado al tratar de poner fin a estos "pensamientos" o molestias.

Si usted está leyendo este libro, entonces sabe todo sobre el daño que el Acúfeno puede causar por el nivel de incomodidad en su salud física y bienestar emocional. Nadie puede realmente entender la angustia y la frustración que usted siente a menos que hayan experimentado ellos mismos este incomodo y hasta doloroso ruido. ¡Pero yo sí puedo! Vea, yo he experimentado exactamente lo que usted está sufriendo ahora mismo - el zumbido incesante, tintineo y golpeteo en mi cabeza que me hizo cuestionarme sobre mi propia cordura. Yo también *fui* una víctima de los Acúfenos, resaltando aquí la importancia de la palabra "*fui*".

MI HISTORIA

Tenía 41 años y vivía la vida al máximo. Mis días eran ajetreados. Tenía responsabilidades en el trabajo, y volvía a casa para lidiar con las tareas regulares; corriendo entre una actividad y otra; y encontrando tiempo de calidad para dedicar a mi familia y a todos los otros asuntos de los que deben ocuparse las familias modernas. La tensión iba en aumento, pero aún así, me mantenía controlado. Desafortunadamente, eso estaba por cambiar.

Una tarde después del trabajo me dirigí a un restaurante local con unos amigos para disfrutar de un poco de descanso y esparcimiento muy necesario. Después de pasar tres horas en el bullicioso restaurante, sentado cerca del tecladista, me comenzó a doler la cabeza mientras la musica con alto volumen de la noche continuaba retumbando en mi cabeza durante horas.

A la mañana siguiente me sorprendió notar que aún tenía un zumbido ligero en mis oídos. Sin darle mucha importancia, me dirigí a la oficina donde iba a tener otro día completamente ajetreado. No tenía ni la más remota idea de que mi vida estaba a punto de tomar un giro inesperado.

A los pocos días, ese leve zumbido se convirtió en un zumbido perceptible, y periódicamente era seguido por fuertes mareos.

En poco tiempo, el ruido que comenzó como una ligera molestia empezaba a afectar mis nervios. Sentía que la cabeza me iba a explotar. Intenté de todo, pero no pude hacer que desaparezca ese ruido que perforaba mis oídos - de día y de noche estaba allí, y estaba empezando a "pasarme la factura".

Una visita a mi médico de cabecera no sirvió de nada. El pensó que tal vez era sólo una migraña provocada por el estrés. Traté de relajarme más, y eso ayudó (un poco), pero aún así no podía deshacerme de ese constante zumbido en mis oídos.

Varias semanas más tarde y después de varias visitas, el médico empezó a sospechar que algo estaba realmente mal, e inició una serie de pruebas para descartar algo serio. Después de someterse a lo que parecía una interminable serie de pruebas, finalmente tuvimos un diagnóstico:

Acúfenos.

"¡Menos mal!", pensé. "Ahora podemos solucionarlo." No pasó mucho tiempo antes de que mi alivio se convirtiera en pánico cuando el doctor explicó que no existe una cura, ni tampoco muchos tratamientos para este trastorno. Simplemente tendría que aprender a vivir con ello como los miles de los otras personas que lo padecen en el mundo. ¡Vivir con este constante zumbido en mi cabeza!" pensé. "¿Cómo demonios voy a hacer eso?"

Después de un par de meses, fui a ver a un médico (quien también era psiquiatra), y le describí la situación insostenible que sufría. Él recomendó varios medicamentos, medicamentos contra la ansiedad, relajantes musculares y una serie de antidepresivos.

Está demás decir que no ayudaron en absoluto.

Iba del consultorio de un médico a otro en busca de un poco de alivio – ¡pero no lograba ningún alivio! ¡El chillido era cada vez peor – algunos días alcanzaba incluso niveles tan altos que no entendia lo que me decian - y necesitaba ayuda!

Mi vida ya no me pertenecía. No podía trabajar (el fuerte ruido en mis oídos hacía imposible que me encargara de mis muchas responsabilidades en la oficina), estaba de mal genio con mi familia (después de todo, ello no se daban cuenta que cada pequeño ruido que hacían agravaba esta situación ya precaria), mi salud estaba afectándose (no podía comer ni dormir normalmente), y me estaba poniendo más y más deprimido. Estaba llegando al límite y yo lo sabía. Algo debía hacerse y tenía que hacerse rápidamente, o iba a volverme loco. ¡Era el momento de actuar!

Me tomé un par de semanas de vacaciones en el trabajo. Cambié varios médicos y me quejé de los sonidos, zumbidos y otros síntomas que estaba experimentando. Pero parecía que la cirugía era la única opción - ésta era la única respuesta que obtuve. Increíble pensé, pero después averigüé que en la gran mayoría de los casos, las cirugías son completamente innecesarias y, a menudo puede conducir a resultados irreversibles. En el fondo, sentía que debía haber otra opción, una alternativa más saludable.

Dejé de tomar los medicamentos que me recetaron y los relajantes musculares. Yo estaba decidido a encontrar una solución natural a mi problema, a pesar de lo que mis médicos me habían recomendado.

Me obsesioné con los temas de salud integral y nutrición. Quería averiguar todo lo que había que saber acerca de cómo curar el Acúfeno y evitarlo en forma permanente – me dediqué por completo a esta tarea. De modo que empecé a estudiar - ¡y mucho! Compré todos los libros que pude tener en mis manos sobre las infecciones de oído, daño nervioso, problemas en los senos nasales, terapias de sonido, medicina oriental, desintoxicación, dietas y nutrición.

Pasé horas en bibliotecas devorándome pilas de libros, revistas y publicaciones especializadas sobre el Acúfeno, la pérdida auditiva, y la nutrición y leí cada palabra. Literalmente he leído cientos de libros de medicina de principio a fin. Mi colección creció rápidamente a más de 500 libros de salud y nutrición, había leído cada palabra casi hasta el punto de memorizarlas.

Pero no solo había leído. Entrevisté a un gran número de personas que también padecían de Acúfeno y obtuve información muy útil interrogando sin cesar a cuanto médico, herborista, homeópata y naturópata tenía acceso... aquellos que tuvieron la amabilidad de brindarme unos minutos de su tiempo y algo de su experiencia y conocimiento para ayudarme a encontrar una solución sólida a mi Acúfeno.

El conocimiento obtenido de los libros y las entrevistas es una cosa, pero no es lo mismo que el conocimiento producto de la experiencia real. Los datos científicos, las cifras y las teorías no eran suficientes.

He probado otros tipos de medicamentos recetados (ansiolíticos y antidepresivos) y tomé relajantes musculares, vitaminas y medicinales orientales a base de hierbas con grandes esperanzas de lograr un cambio. He comprado numerosos CDs con una serie de "peroratas" y he asistido a muchas terapias para eliminar el zumbido, pero todo fue en vano.

También probe todos los tratamientos para el Zumbido en los Oídos conocido por la ciencia y la medicina natural con convicción, con muchas ganas y con la esperanza de que lograrían una diferencia.

Sinceramente esperaba que finalmente eliminara mi Acúfeno y me permitiera retornar a mi vida normal.

Durante estos años he gastado una pequeña fortuna probando cada tipo de producto y tratamiento que se puedan imaginar. He probado con: plantas medicinales, Suplementos de Oxígeno y Nutrición Celular, tónicos, habituación, dietas de desintoxicación, terapias de vitaminas, hidroterapia, aromaterapia, macrobiótica, reflexología, medicina china, vegetarianismo, la dieta Wai, terapia magnética, la dieta amucosa, la dieta del tipo sanguíneo, tratamientos psiquiátricos y que otra cosa más no he probado.

Si bien encontré algo de alivio, este fue siempre temporal y el zumbido en mis oídos regresaba como una venganza, y a veces se hizo aún peor de lo que era antes de los tratamientos. Simplemente no podía dormir. Estaba estresado, enojado y deprimido todo el tiempo. La extrema falta de sueño, junto con la ansiedad y el estrés inmenso que estaba experimentando, pasó su factura e inclusive comencé a tener alucinaciones. Empecé a ver luces cegadoras en pleno día mientras caminaba o manejaba, y tuve muchas otras experiencias extrañas como consecuencia del estado emocional extremo en que me encontraba. Mi problema se había vuelto mucho más peligroso y aterrador que nunca, cuando casi me estrelle contra una señal de tráfico en el camino a ver a mi médico.

El Acúfeno era ahora mucho más que un ruido atormentador en mis oídos. Se había convertido en una amenaza real e importante para mi vida.

No teniendo otra opción debido a las condiciones extremas en que me encontraba, y sus posibles consecuencias, programé una cirugía para solucionar mi Acúfeno con grandes esperanzas de que este fuera el último recurso. Yo no estaba especialmente emocionado por la idea, pero después que mi médico mencionó la tasa de éxito de las cirugías de Acúfenos y alabó su efectividad para revertir este padecimiento, decidí pasar por el quirófano.

La cirugía tardó alrededor de 4 horas, y después que me desperté, sentí un alivio increíble. Varios días después me dieron de alta en el hospital, la operación parecía haber funcionado. El volumen del silbido en mis oídos había disminuido y parecía que finalmente había esperanza para mí. Empecé a dormir mejor por las noches y me convertí en el tipo relajado que mis seres queridos habían conocido, y llegado a apreciar y con quien formaban un hogar.

Pero mis esperanzas pronto se desvanecieron. En menos de un mes, empecé a sentir un dolor insoportable y presión en mis oídos y el chillido en mis oídos regresó - pero esta vez el ruido era más fuerte que nunca. Realmente sentía como si mis tímpanos estaban a punto de explotar. ¡Qué PESADILLA pensé! Mis peores temores se habían hecho realidad. Inmediatamente llamé a mi médico y le grité que nuevamente tenía mi Acúfeno y que era aún peor. Yo ya sabía lo que iba a decir: "que se tarda varios meses para ver resultados y que algunas veces el trastorno se agrava antes que el paciente sienta alivio" (tal como ya había leído sobre el proceso de recuperación de cirugías de Acúfeno años antes) -, ¡pero este no era un proceso de recuperación! Intenté con todas mis fuerzas convencer a mi médico que tal ruido no podía ser parte de una eventual recuperación y que, la cirugía probablemente había fallado. Pero todos mis argumentos cayeron en oídos sordos.

Tres meses pasaron lentamente y dolorosamente y al cuarto mes, cuando mi Acúfeno estaba peor que nunca, visité a mi médico. El se disculpó de manera muy formal y cortés y dijo que lamentaba que la operación no haya tenido éxito, y que no podía ayudarme.

De pura desesperación, compré otros libros de medicina alternativa sobre el Acúfeno y me sorprendió descubrir que la mayoría, si no todos, ofrecían parcialmente consejos respecto a la dieta junto con vitaminas y suplementos de hierbas especiales. ¡Estos tratamientos tampoco funcionan! Lo sé porque los probé todos, y todavía sufría de severo Acúfeno.

No siendo el tipo de persona que fácilmente se da por vencido, decidí que ya era suficiente. Si la casi docena de médicos que había visto no podían ofrecerme ninguna ayuda, yo lo encontraría por mi mismo. Tal vez fue la frustración, o tal vez un sentido de auto preservación que me impulsó hacia adelante en mi búsqueda para tratar mi Acúfeno, pero yo estaba decidido a encontrar una cura para mí y los otros como yo - y ¿adivinen qué? – ¡Lo logre!

Claro, me tomó meses de leer, estudiar y experimentar, pero finalmente encontré la combinación correcta de tratamientos que desde entonces han eliminado el silbido que sentía en mis oídos. He recuperado mi vida y ¡tú también puedes lograrlo!

Después de más de 12 años de trabajo diligente e investigación a fondo en forma diaria, después de experimentar varios descubrimientos asombrosos y después de un largo proceso de ensayo y error, y decenas de entrevistas y auto-experimentos, apliqué mis años de capacitación para finalmente hallar la solución al Acúfeno. De todas las verdades y las evidencias, ideas falsas y mentiras... el rompecabezas del Acúfeno finalmente había sido resuelto. Me tomó más de un año pulir y perfeccionar mi descubrimiento y al final, me lo apliqué a mi mismo con grandes esperanzas y pasión y para mi sorpresa funcionó - después de pocas semanas de seguirlo.

Me tomó algunos años de mucha investigación llegar a donde estoy hoy. Para saber exactamente lo que funciona y lo que no. Sí, después de una serie de ensayos desesperados, un gran número de tratamientos inútiles, decepciones y agonía, un simple sistema holístico abrió la puerta a mi nueva y más radiante vida libre de Acúfeno. Yo estaba también emocionado de ver que mi Acúfeno y otros síntomas asociados (como la ligera pérdida de la audición que tuve) había disminuido totalmente. Después de años de sufrimiento, ¡finalmente me había librado del Acúfeno!

Ahora bien, yo no soy médico y no puedo prometerle que usted encontrará un alivio inmediato a los síntomas de su Acúfeno. Pero, sí sé que hay ayuda disponible. A través de los años que han pasado desde mi propia batalla contra esta condición tan incomoda, he descubierto docenas de remedios homeopáticos para superar, tratar y curar el Acúfeno, y voy a compartir todo ello con usted en las siguientes páginas.

DE QUE SE TRATA ESTE LIBRO

Este no es tu libro estándar sobre el Acúfeno. Mi guía va más allá de explicar lo que es el Acúfeno (aunque también hago eso). He diseñado este libro para que sea una hoja de ruta para la recuperación, llevando al usuario a través de cada etapa de esta condición desde el diagnóstico y las pruebas a los tratamientos tradicionales y holísticos, para ayudarle a encontrar su propio camino librándose de ese chillido que está alterando - y arruinando - su vida.

Yo he estado donde usted está, y por eso he escrito este libro: para compartir con otros pacientes lo que he aprendido para ayudarle a superar su propio Acúfeno, y finalmente encontrar alivio al zumbido constante, silbido, tarareo, chirrido, chillido, tintineo y otros sonidos que están llenando su cabeza y alteran su vida.

CÓMO ESTÁ ORGANIZADO ESTE LIBRO

He organizado este libro en varias secciones, comenzando con una introducción del oido y el funcionamiento del sistema auditivo. Después de todo, si usted no entiende completamente cómo debe funcionar su cuerpo, ¿cómo puede hallar la mejor forma de tratarlo cuando las cosas salen mal?

A continuación, voy a explicarle que es el Acúfeno, y lo que puede estar causando sus síntomas. También ofreceré algunas simples modificaciones de estilo de vida que usted puede adoptar en su rutina diaria para ayudar a aliviar algunos de los molestos ruidos que está escuchando hasta que pueda encontrar su propia curación completa.

En la sección tres, la guía se centrará en las estadísticas del Acúfeno, y le ofrecerá una encuesta para llenar, para ver el grado de sus síntomas de modo que pueda elaborar un plan de tratamiento más adecuado.

Una vez que sepa lo que es el Acúfeno, que lo causa y que tipo de Acúfeno usted sufre, es hora de observar algunas de las opciones de tratamiento básicas disponibles. Esto le ayudará a empezar en su trayecto hacia la recuperación, mientras aprende más sobre el diagnóstico, factores desencadenantes y mucho más.

Algunos de los tratamientos tradicionales y holísticos que se describen en esta sección incluyen:

· Acupuntura

- Terapias de vitaminas y minerales
- Hierbas
- Tratamientos con láser
- Reentrenamiento para Acúfenos
- Terapia Electro-convulsiva (TEC)
- Enmascarar
- Medicamentos & Esteroides
- Neuronomics
- Mitigación Dinámica del Acúfeno
- Inspección al Trasluz del Oído
- Hydergina
- Hipnoterapia y Bio-retroalimentación

Por supuesto, usted no podrá hallar el tratamiento adecuado para el Acúfeno hasta que tenga un diagnóstico fiable. Así que eso es lo que vamos a discutir en el próximo capítulo: el reconocimiento de sus síntomas; hacerse la prueba para el Acúfeno; aprender el papel que juegan las emociones en el tratamiento y diagnóstico, tratar de identificar sus síntomas individuales desencadenantes; medir los sonidos que escucha, y mucho más.

Como ventaja adicional, también he incluido una sección en el libro para explicar el Acúfeno y el Cerebro Emocional. En esta sección se discutirá la Percepción Imaginaria, cómo el Acúfeno afecta el oído interno y el cerebro emocional.

Por último, en la última sección del libro, voy a esbozar mi propio Método Integral de 5 Pasos para Acabar con el Acúfeno llamado "Del Ruido al Silencio".

Considero que esta es la sección más importante del libro ya que le ofrece formas prácticas para detener el ruido en su cabeza de una vez por todas. Aquí detallo sólo una muestra de lo que aprenderás en la última sección del libro:

Primer Paso: ¿Cómo su dieta puede aumentar la severidad de sus síntomas, y cómo cambios simples en su dieta y suplementos vitamínicos pueden reducir efectivamente los niveles de ruido que usted escucha en sus oídos y cabeza?

Segundo Paso: Cómo utilizar su sistema inmunológico para controlar mejor (e incluso eliminar) sus síntomas de Acúfeno?

Tercer Paso: Un Potente Programa de 4 Puntos de Reentrenamiento para Acúfenos

Cuarto Paso: El Acúfeno Miracle – Protocolo Único de Desintoxicación y Limpieza del Hígado.

Quinto Paso: El uso de la Hipnoterapia para no prestarle atención a su Acúfeno. Esta sección incluye un guión único para la autohipnosis, que ha demostrado disminuir el volumen, la intensidad y la frecuencia de los Acúfenos y que puede ayudarle también a relajarse y recuperar su paz interior.

Además de establecer el programa de cinco pasos, usted también aprenderá el rol que juega el estrés en el aumento de sus síntomas de Acúfeno, y cómo ser más efectivo en combatir el estrés en su vida para que pueda vivir sin Acúfenos. Otras cosas importantes que usted aprenderá incluyen:

· Cómo usar el sueño y el ejercicio para su beneficio
· Reconocer y eliminar toxinas nocivas de su entorno
· Reducir el impacto que los ruidos fuertes tendrán en su tratamiento
· Tratamiento de su Acúfeno usando la Terapia de Habituación

¿POR QUÉ CONFORMARSE CON MENOS QUE UNA CURA?

Es posible que usted lo haya oído una y otra vez: *no hay tratamiento para el Acúfeno - aprenda a vivir con él.* Yo pregunto: ¿Por qué? Simplemente porque los científicos de hoy aún no han encontrado un "medicamento" único y patentable que sirva para tratar todo tipo de Acúfeno, no quiere decir que no hay una manera de detener los síntomas y ¡vivir libre de ruidos! El Acúfeno afecta a una de cada diez personas. ¿No es hora ya de que todos encontremos un alivio? ¡Yo digo que sí, y voy a mostrarle cómo!

Si usted está listo para retomar el control que el Acúfeno ha tomado de su vida y vivir una vida más tranquila y calmada, siga leyendo: está a punto de empezar acerca del camino hacia una nueva vida. ¿Aún escéptico? Siga leyendo de todos modos. Después de todo, ¿qué tiene usted que perder, aparte de un poco de exceso de ruido?

PRIMER CAPÍTULO:

CÓMO FUNCIONA SU OÍDO

Antes de poder inclusive empezar a discutir las causas del Acúfeno y la forma de deshacerse de él, primero debe entender cómo funciona su oído. Por lo tanto, aprendamos más acerca del funcionamiento del sistema auditivo.

Aunque usamos nuestro sentido del oído todo el día, todos los días, la mayoría de nosotros no le presta mucha importancia hasta que se presenta un problema. Ya sea la molestia del constante timbre del teléfono o un dulce susurro de un ser querido, escuchar es una de las maneras más importantes en que experimentamos e interactuamos con el mundo.

Los científicos están aprendiendo más y más acerca de cómo los sonidos que entran en nuestros oídos se convierten en información que necesitamos para entender el mundo que nos rodea. El proceso por el cual el sonido es capturado y canalizado en nuestros oídos es simplemente mecánico - no es un proceso químico como los otros que están relacionados con nuestros sentidos de la vista, gusto y olfato. Como veremos, cada parte del oído tiene un trabajo que hacer en el proceso de recibir y transportar el sonido al cerebro.

EL OÍDO EXTERNO

Cuando pensamos en nuestros oídos, generalmente pensamos en los *pabellones auriculares*, que son las protuberancias visibles de nuestros oídos. Algunos de nosotros podemos tener las orejas grandes, otros las tenemos pequeñas, pero todas cumplen la misma función: recibir los sonidos que nos rodean y trasladarlos hasta el oído interno desde donde se envían como señales al cerebro. La forma de las orejas es ingeniosa - las curvas del oído externo, que se componen de cartílago no son simplemente decorativas, sirven para canalizar los sonidos de la atmósfera en el canal auditivo. El oído es en realidad mucho más de lo que es visible a la vista.

Cómo se Crea el sonido y cómo se Transporta

Para comprender la función de los oídos, debemos tomarnos un momento para discutir cómo el sonido se crea y cómo se propaga. Las ondas sonoras son el resultado de las vibraciones que viajan a través de nuestra atmósfera - básicamente el choque de partículas de materia a través de la colisión de las partículas del aire.

Dondequiera que se produzca la vibración, el sonido será transmitido, inclusive en el agua o en la tierra. Sin embargo el sonido no puede atravesar el agua o la tierra, también como puede hacerlo a través del aire. Usted probablemente se dio cuenta de ello cuando era niño y trataba de hablar con sus amigos bajo el agua en la piscina. Usted descubrió que los sonidos eran amortiguados y eran difíciles de escuchar. Esto sucede porque la inercia creada por las moléculas de agua sofoca el movimiento del sonido cuando pasa a través del agua. En el aire, por el contrario, las ondas de sonido son capaces de moverse libremente y se puede oír con claridad.

La velocidad de las vibraciones creadas por un objeto que emite sonido, crean una diferencia en el tono del sonido que podemos escuchar. Un sonido agudo es el resultado de vibraciones muy rápidas, y un sonido de tono bajo a la inversa, es el efecto de vibraciones lentas. Estas ondas sonoras son recogidas por el oído externo y canalizadas a los componentes interiores de su oído.

Diseñado para Escuchar

Los seres humanos tienen pabellones auriculares (la parte más exterior de la oreja), que señalan hacia adelante y tienen una gran cantidad de curvas que captan los sonidos que viajan a nuestro alrededor. A diferencia de otros mamíferos, los seres humanos no pueden mover sus orejas en la dirección de los sonidos. Si usted tiene un perro, es probable que lo haya visto levantar sus orejas y moverlas al costado y otra vez hacia adelante, tratando de encontrar la fuente del ruido. Los animales depredadores así como sus presas utilizan sus oídos para cazar y esconderse, respectivamente.

Los oídos humanos se ubican más para la comunicación que para la caza, pero usted puede aumentar su capacidad de audición colocando su mano en forma hueca detrás de la oreja, ello canaliza el sonido con mayor eficacia. Si tiene orejas más grandes que el promedio, anímese - en realidad, escucha mejor que sus amigos con orejas pequeñas, ¡porque sus grandes pabellones auriculares pueden recibir más sonido frente a los más pequeños!

Nuestros cerebros son capaces de interpretar la distancia y la colocación del sonido debido a la manera en que los sonidos llegan a la parte exterior de nuestros oídos. Un sonido que proviene de la parte delantera de donde usted se encuentra será recogido y canalizado, y luego traducido en forma diferente respecto a los sonidos que vienen de detrás de su espalda. Usted es capaz de poner el sonido en sentido horizontal – ya sea que proceda de la izquierda o la derecha ya que las ondas de sonido realmente llegan al oído respectivo más rápido. Si su hijo le llama y él está a su izquierda, las vibraciones que él crea llegarán a su oreja izquierda, antes de llegar a la derecha. La información que se transfiere al cerebro le alertará de que el sonido viene de su lado izquierdo.

El Canal Auditivo

Con medidas aproximadas de una pulgada de largo y alrededor de ¼ de pulgada de diámetro, el conducto auditivo transporta el sonido que es capturado por los pabellones auriculares al oído medio - hasta el tímpano. El canal tiene forma de embudo y en pendiente para garantizar que no se llene de agua cerca del tímpano, en condiciones normales. Su forma y tamaño contribuyen para una máxima eficiencia en la transmisión del sonido al oído medio y el oído interno, y también para mantener el área libre de infecciónes.

Cerilla de los oídos

La cerilla de los oídos, también conocida como cerumen, se produce en la parte externa del canal auditivo para lubricar y limpiar la parte interior del canal. La cerilla no debería causar problemas para la mayoría de la gente ya que ayuda a eliminar las células muertas de la piel del canal auditivo. El cerumen también protege la oreja de la suciedad y las infecciones. Mucha gente recurre a la utilización de hisopos de algodón para remover la cerilla y en realidad terminan haciendo más daño que bien cuando empujan la cera de nuevo en el canal auditivo hacia el tímpano. Cuando se trata del cerumen, es mejor retirarlo manualmente y nunca debería poner nada en el canal auditivo.

EL OÍDO MEDIO

El Tímpano

Mientras las ondas sonoras viajan a través del canal auditivo, rápidamente se moverán a través del oído externo y golpearán lo que generalmente denominamos el tímpano. Esta membrana timpánica separa el oído externo del oído medio y sirve como el componente sensorial del oído. Esta membrana pequeña ni siquiera mide media pulgada, pero está trabajando constantemente y respondiendo a las muchas fluctuaciones de aire que se producen en la atmósfera. Cada onda sonora que entra en el conducto auditivo a través del oído externo choca contra el tímpano y provoca una reacción.

La dura y rígida porción de piel será empujada hacia atrás y adelante por las partículas de aire del sonido en relación con su tono, volumen e inclusive la distancia. Un sonido agudo hará vibrar el tímpano con gran rapidez, un sonido fuerte la hará vibrar durante intervalos más largos para representar la intensidad del sonido. El tímpano es el principio de la representación de las ondas sonoras en información a ser remitida al cerebro para procesarla.

En situaciones en las que compiten los niveles de sonido, el tímpano le ayudará a enfocar y concentrar su capacidad de audición en los sonidos más agudos, y, esencialmente, ahogar los sonidos más fuertes y de tono más bajo. Esto entraría en juego si usted está en el parque de diversiones con sus hijos y está tratando de mantener una conversación con su amigo. Su tímpano le ayuda a enfocarse en lo que su amigo le está diciendo y relegar el ruido del parque de diversiones como fondo.

Cuando las condiciones auditivas son menos que óptimas, el tímpano realmente le protegerá de los ruidos fuertes y dañinos. Un sonido muy fuerte de tono bajo hará que el músculo del tímpano se contraiga fuertemente y no vibre en su forma normal, disminuyendo así la cantidad de sonido que viajara al cerebro.

La Cadena de Huesecillos

Hasta ahora, las ondas sonoras han viajado a través del aire. En primer lugar, un sonido fue recepcionado por los pabellones auriculares y empujado dentro del canal auditivo, en segundo lugar, el tímpano reaccionó a ese sonido vibrando de acuerdo con el tono y volumen. La siguiente sección del oído medio hará el trabajo de amplificar el sonido de manera que cuando llegue el fluido del oído interno, pueda hacer frente al aumento de la inercia que le espera. Los Huesecillos son una serie de huesos que reaccionan junto con las vibraciones creadas por el tímpano. Si puede imaginarse un conjunto de fichas de dominó – en las que cada una está volteada sobre la siguiente, tendrá una idea de cómo funcionan estos huesos en conjunción unos con otros para transferir las vibraciones de los tímpanos al oído interno.

Como ya hemos descubierto, el oído medio es un espacio lleno de aire que está ocupado por tres pequeños huesos comúnmente conocidos como: martillo, yunque y estribo respectivamente, estos huesos, aunque muy pequeños, realizan el gran trabajo de trasladar los sonidos al oído interno. Cuando el tímpano vibra, transfiere esa energía hacia el martillo, que en realidad está conectado con el tímpano. El martillo se mueve adelante y atrás, de lado a lado, y esto a su vez mueve el hueso que se encuentra más próximo, el yunque. El yunque toma esa energía y la transfiere al estribo. El estribo provoca presión en la cóclea, que contiene la cámara llena de fluido del oído interno.

La amplificación se lleva a cabo en el oído medio, porque los huesos están perfectamente diseñados para trabajar juntos, y su interacción aumenta las fuerzas de presión sobre la cóclea mientras chocan unos contra otros. El tamaño del tímpano en comparación con el tamaño de los huesos ayuda a este proceso de amplificación. Debido a que el tímpano es más grande que la Cadena de Huesecillos, la energía puede en realidad multiplicarse, mientras es conducida a través de estos huesos. Las partes más pequeñas soportan un mayor impacto, y por lo tanto transmiten más energía al siguiente componente que la que podría transmitir el tímpano por sí solo.

La Trompa de Eustaquio

Cualquiera que haya sufrido un resfriado sabe que los oídos están conectados a la nariz, y esta conexión se produce en el oído medio a través de la trompa de Eustaquio. Un pequeño conducto va desde el oído medio a la Nasofaringe. El conducto suministra la contra-presión de aire en el tímpano, haciendo que la presión del aire sea igual en ambos lados del pequeño tambor. También ayuda a despejar el oído medio de la congestión y, al hacerlo, evita cualquier tipo de infección. Si usted ha sentido la sensación de un traqueo en el oído, es el efecto de la presión del aire en la trompa de Eustaquio frente a la presión exterior del canal auditivo.

Cuando usted bosteza, mastica o traga, por lo general escucha un sonido de un pequeño clic en el oído - esta es la presión que se está estabilizando entre la trompa de Eustaquio y el conducto auditivo. Si ha volado en un avión, usted puede haber experimentado un traqueo y obstrucción de los oídos - tal vez mastico un chicle o trató de bostezar para librarse de esta sensación molesta. Usted estaba dejando que la presión interior que es proporcionada por la trompa de Eustaquio a través de la Nasofaringe se eleve a un nivel similar al de la presión exterior que atravesaba el canal auditivo. Si esto no se puede lograr, como sucede cuando una persona vuela, cuando tiene un resfriado o congestión de los senos nasales, puede ser muy doloroso y puede incluso provocar que el tímpano estalle.

EL OÍDO INTERNO

A medida que continuamos nuestro recorrido a través del oído, revisemos lo que ya hemos tratado. Los sonidos creados por la compresión y la rarefacción en la atmósfera son recepcionados por nuestros oídos - a saber, los pabellones auriculares o protuberancias externas del oído externo. Este sonido viaja a través del conducto auditivo externo en forma de embudo hasta llegar al tímpano. Esta membrana timpánica vibra en respuesta a las partículas del aire en movimiento que forman las ondas sonoras. Esta vibración pone en movimiento la Cadena de Huesecillos - las pequeñas estructuras óseas que transfieren la energía mecánica del sonido y la amplifican a medida que pasa a través de cada uno de ellos: el martillo, el yunque y el estribo. Una vez que el estribo recibe las vibraciones amplificadas, provoca presión sobre la cóclea y nos lleva hasta el oído interno.

Hasta este punto, todo el sonido ha estado viajando a través del aire, que sabemos es mucho más fácil que viajar a través del agua. Pero en el oído interno, el sonido encontrará fluido por primera vez y la forma en que se desplaza hacia el cerebro cambia drásticamente. El oído interno es comúnmente llamado laberinto, debido a la cóclea en forma de concha que conforma el espacio. Gran parte del trabajo de escuchar se realiza en el oído interno, y es la última parada para los sonidos en su desplazamiento hacia el cerebro en forma de información.

La escala timpánica, la escala vestibular, y la escala media son los conductos en el oído interno, y se curvan juntos en forma tal que parece como el caparazón de un caracol. Estos conductos están separados por membranas muy delgadas que trasladan el sonido a lo largo de los conductos, y transfieren la presión que se crea cuando el estribo se mueve en contra de la cóclea en su conjunto. La membrana basilar está formada por diminutas células pilosas - hay decenas de miles de ellas, las que reaccionan a diferentes frecuencias en el sonido que está siendo transmitido a través de la cóclea. Las células ciliadas identifican frecuencias de resonancia en las ondas sonoras que se transmiten a través de la cóclea. Esto crea impulsos eléctricos que son transportados al cerebro y se interpretan como sonidos reconocibles.

Los científicos todavía están trabajando en un conocimiento profundo de cómo el cerebro es capaz de interpretar estos pulsos eléctricos en lenguaje, música o simplemente ruido. El oído es un sistema complicado y sofisticado, que toma un estímulo externo y utiliza la energía mecánica para transferir esa información al cerebro. A medida que aprendemos más y más acerca de cómo oímos y lo que oímos, ¡el oído parece aún más asombroso!

MANTENIMIENTO DEL EQUILIBRIO

Hay más cosas que suceden en el oído que sólo la audición, sin embargo, esa sola actividad es sorprendente en sí misma. El oído es parte del mecanismo de equilibrio del cuerpo que implica la vista, el aporte de los músculos y el sistema vestibular del oído interno. El sistema vestibular es el comando central de equilibrio en nuestro cuerpo, y si las cosas no funcionan correctamente en esta pequeña parte del oído interno, puede traducirse en un gran problema para todo nuestro cuerpo. ¡Es difícil imaginar que un área tan pequeña pueda controlar tanto! Pero, el oído interno es responsable no sólo de la audición, sino también de mantener el equilibrio.

El sistema vestibular

Hay tres conductos semicirculares en el oído interno y éstos, junto con el utrículo y el sáculo, conforman el sistema vestibular que controla el equilibrio y nos da un sentido de la posición de nuestro cuerpo.

Si alguna vez se ha dado vueltas para marearse usted mismo (o ha visto a alguien más hacerlo), usted presenció como funciona este sistema. El fluido en los canales semicirculares actúa en respuesta a nuestros movimientos: en este caso el girar. Cuando dejó de girar, el fluido siguió girando por un segundo o dos, o un poco más. Si estuvo girando durante mucho tiempo, le dio esa sensación de "pérdida de equilibrio". Usted básicamente le jugó una mala pasada a su sistema vestibular para marearse, y sus músculos respondieron a ese truco funcionando de forma incorrecta, y esto es lo que hizo difícil que usted se parara o caminara. Básicamente, el sistema vestibular estaba dando a su cerebro la señal de que usted seguía girando, cuando en realidad, ya se había detenido.

Echemos un vistazo más de cerca sobre lo que ocurre en el oído interno con respecto al equilibrio para comprender mejor la importancia de esta función.

El utrículo y el sáculo determinan la posición de su cabeza todo el tiempo, cada momento de su día. A medida que gira la cabeza de un lado a otro, estas dos cavidades llenas de fluido envían señales al resto de su cuerpo para ajustarse y adaptarse a los cambios. Estamos diseñados para mantener la cabeza alineada con el cuerpo, y estos dos hacen el trabajo. Contienen no sólo fluidos, sino también minúsculas vellosidades que se hallan suspendidas en una sustancia parecida a un gel, así como en cristales o sustancias calcáreas que interactúan con los pelos en el utrículo y el sáculo. Estos cristales se ven presionados contra las vellosidades que dependen del movimiento percibido por el oído interno.

Los tres canales semicirculares sirven para el mismo propósito, pero estos detectan el movimiento, en lugar de la posición de la cabeza. Se encuentran en posición perpendicular entre sí de manera que sean capaces de detectar todo tipo de movimientos, y enviar las señales necesarias al cerebro para mantener el equilibrio en todo el cuerpo. También contienen células ciliadas que actúan en respuesta al movimiento, y generan la información que se transmite al cerebro, y luego a los músculos en su cuerpo para evitar que se sienta mareado.

Los Otros Componentes

El oído interno es como la base de operaciones para el sistema de equilibrio en el que confiamos todos los días, a menudo sin siquiera pensar en ello. Los otros componentes que trabajan en conjunción con el oído interno también son esenciales para mantener el equilibrio e interpretar las señales que se originan en el oído interno.

La vista es un factor importante para mantener el equilibrio. Las señales que el oído interno está enviando sobre la posición de la cabeza y el movimiento por lo general se ajustarán a las señales que están enviando sus ojos. Es principalmente por esto que vemos lo que sentimos. En algunas situaciones, sin embargo, hay un desajuste, y esto lo puede dejar sintiéndose mareado y con náuseas, o también puede provocarle un dolor de cabeza terrible. Tenga en cuenta la difícil situación del niño que siente mareos en el auto. Estar sentado en un vehículo no puede verse como movimiento en la forma en que normalmente pensamos sobre ello. En otras palabras, el niño no se está corriendo o girando, o jugando, pero su cuerpo, sobre todo el oído interno, está enviando señales de que está en movimiento. Si él está mirando hacia abajo y leyendo mientras viaja en el auto, sus ojos pondrán de manifiesto que él está quieto, pero su sistema vestibular está respondiendo a cada curva del camino. La vista no coincide con la sensación y él terminará no sintiéndose bien.

El cerebelo es la porción del cerebro que se conecta al nervio vestibular, que transmite señales en relación con el equilibrio en el cerebro.

Cuando se produce una pérdida repentina del equilibrio (como saltarse un escalón al subir por las escaleras o tropezarse), el cerebro recibe un mensaje instantáneo indicando que existe peligro para el sistema de equilibrio. Involuntariamente, usted moverá un brazo o cambiará su peso al otro pie para mantener el equilibrio y evitar una caída. Este es su sistema vestibular trabajando.

Sus músculos son el componente final en el sistema y cuando todo está funcionando correctamente, reciben la información desde el cerebro para mantener su cuerpo equilibrado. Imagine a un niño caminando a lo largo de una pared o una viga: el niño sin mayor esfuerzo sabrá cuándo poner una mano hacia un lado o cómo corregir su postura para mantener el equilibrio y permanecer derecho. Ahora, imagine a un adulto ebrio tratando de pasar una prueba de sobriedad. La función cerebral de esa persona se encuentra afectada por el alcohol y los mensajes procedentes del cerebro a los músculos son lentos y difusos.

Por mucho que lo intente, la persona será incapaz de caminar en línea recta, poniendo un pie delante del otro.

EL NERVIO VESTÍBULO COCLEAR

El nervio que lleva la información, tanto auditiva (sonido) como vestibular (equilibrio) al cerebro se conoce como el nervio Vestíbulo coclear. Uno de los 12 nervios craneales, este nervio sensorial es responsable de la transmisión de información sobre los sonidos que ingresan en el conducto auditivo y el movimiento de la cabeza o el cuerpo.

Sólo imagínese a usted mismo paseando en un parque de atracciones, en la montaña rusa por ejemplo. Sus oídos están supersaturados conforme los sonidos de los gritos a su alrededor, y quizás los suyos propios ingresan a sus oídos. Al mismo tiempo, el sistema vestibular está trabajando duro para dar sentido a toda la información que está recibiendo en términos de posición de la cabeza y movimiento. Sus ojos probablemente están enviando señales encontradas a su cerebelo, y usted sentirá ese salto en su estómago cuando pasa sobre cada colina de la montaña rusa. Su nervio Vestíbulo coclear está tomando toda esta información y la está transmitiendo a su cerebro, que a su vez está dando sentido a todo y enviando su propia información a los músculos para compensar todas las señales conflictivas que se le han dado.

CÓMO LAS COSAS PUEDEN SALIR MAL

Hemos hablado mucho sobre cómo funcionan sus oídos, la forma en que le permiten recoger e interpretar los sonidos, e incluso cómo el fluido en los oídos puede ayudarle a mantener el equilibrio. La mayoría de esto ocurre cada día, cada minuto de cada día, y sin mucho aviso. Usted puede recordar ciertos sonidos que han escuchado, el llanto de su bebé, la voz de su madre en el teléfono, o la risa de sus hijos, pero esto no reparará demasiado en la mecánica de la audición o el equilibrio, a menos que haya algo mal y solo cuando no está funcionando como debería.

Hay muchos factores que influyen en su capacidad de oír y escuchar bien, y su sentido del equilibrio. Incluso la cosa más pequeña, como un exceso de cerumen puede socavar su capacidad de audición. Por supuesto, también existen serios problemas de audición y equilibrio que necesitan ser tratados médicamente. Echemos un vistazo a las dificultades más comunes en la audición y el equilibrio.

Oído de Nadador

Este trastorno ha sido llamado oído de nadador, ya que generalmente ocurre cuando el oído ha sido expuesto al agua o a la humedad durante un largo periodo de tiempo. A este trastorno también se le conoce como otitis externa aguda, ya que es una infección del canal auditivo. Cuando los oídos son frecuentemente sumergidos en el agua, la producción de cerumen o cerilla y su acidez (que normalmente protege el canal) se ve disminuida. Esto deja el conducto auditivo vulnerable a la infección bacteriana.

Si bien el oído de nadador no es generalmente una afección grave, debe ser tratada por un médico para evitar que se convierta en una condición crónica o inclusive en celulitis, que es una infección de tejidos profundos que puede llegar a ser muy graves. Una persona con oído de nadador experimentará dolor, especialmente cuando se le toca o mueve el oído externo (pabellón auricular). Una reducción en la audición es normal ya que el paciente escuchará sonidos de una manera sorda, porque la capacidad de canalización del sonido del canal auditivo se ve disminuida. El oído de nadador, por lo general tratado con gotas tópicas para el oído, es una afección común del oído, pero por lo regular no severa.

Impactación de Cerumen

Una de las causas más comunes de una disminución de la audición es el exceso de cerumen en el conducto auditivo. Algunas personas simplemente producen más cerilla en los oídos (un trastorno que es médicamente conocido como cerumen) que otros y sus oídos no se deshacen fácilmente de las células de la piel y otras sustancias extrañas que la cerilla acumula. Asimismo, muchas personas equivocadamente utilizan hisopos de algodón en un esfuerzo por remover la molesta cerilla, y sin saberlo, causan que el problema se haga peor empujando la cerilla de nuevo en el canal hacia el tímpano. Su médico le dirá que nunca debe poner nada en el canal auditivo. Es preferible que use una toallita en la parte externa del oído. Esto debería ser suficiente para mantener sus oidos y orejas limpias.

Hay muchos remedios de venta libre que pueden ayudar en la remoción del cerumen. La mayoría de ellos dependen de una combinación de peróxidos y aceites para suavizar y eliminar el cerumen lentamente. Si el problema se vuelve demasiado difícil de manejar, se debe consultar con un médico para eliminar completamente la cerilla impactada. Muchas personas con este problema ni siquiera se dan cuenta de que su audición se ha visto afectada por ello hasta que se les retira la cerilla.

Infección del Oído

La Otitis media, o una infección del oído medio, parece ser parte de la infancia, y de hecho, esta es una de las complicaciones infantiles más comunes. El Instituto Nacional de la Sordera y Otros Trastornos de la Comunicación estima que tres de cada cuatro niños han tenido al menos una infección de oído al cumplir los tres años. De no tratarse, las infecciones del oído pueden causar una pérdida de audición permanente.

Muchos niños que sufren de infecciones crónicas al oído experimentarán una cierta pérdida de la audición. La primera línea de defensa contra la infección del oído será el uso de antibióticos. Cuando un niño se vuelve resistente a la medicación o simplemente sigue sufriendo infecciones del oído, independientemente del tratamiento, se realiza una miringotomía.

Este procedimiento, realizado bajo anestesia general, implica la colocación de tubos de drenaje en el conducto auditivo que elimina la acumulación de líquido asociada con frecuentes infecciones del oído.

Las infecciones del oído medio son raramente un problema para los adultos, pero aún así pueden ocurrir. Este padecimiento tratable no debe conducir a la pérdida de audición a largo plazo si se diagnostica a tiempo y se trata apropiadamente.

Enfermedad de Meniere

La Enfermedad de Meniere, un trastorno grave del oído interno que afecta tanto la audición como el equilibrio, afecta a cerca de medio millón de personas en los Estados Unidos. Comúnmente atribuida a un desequilibrio en el fluido en el oído interno, que es responsable de la audición y sirve para mantener el equilibrio, esta enfermedad es más común en personas de mediana edad. Los principales síntomas de la Enfermedad de Meniere son vértigo, pérdida de la audición, Acúfeno y plenitud ótica.

Vértigo es el término para la sensación repentina de pérdida de equilibrio que es inconsistente con su entorno real. Acúfeno (que volveremos a revisar en la próxima sección) es la sensación de zumbido en los oídos. Plenitud Ótica se refiere a una sensación de bloqueo en el conducto auditivo. Con la Enfermedad de Meniere, los síntomas son generalmente de un solo lado con respecto a los problemas de audición. La enfermedad puede causar complicaciones en el estilo de vida ya que el paciente estará luchando contra la pérdida de la audición y el mareo. También comparte algunos síntomas con otras afecciones más serias tales como presión arterial alta o enfermedades del corazón, y por lo tanto se debe consultar con un médico para descartar otros trastornos graves y para el tratamiento de la enfermedad.

Los tratamientos comunes para la Enfermedad de Meniere incluyen medicamentos contra las náuseas y diuréticos, así como cambios de estilo de vida tales como reducir la ingesta de sal y evitar la cafeína. En casos severos, la cirugía puede ser la única opción para recuperar el equilibrio.

Acúfeno

Por supuesto el Acúfeno es la razón por la que usted está leyendo este libro, así que vamos a dar también la definición a este trastorno. El Acúfeno, comúnmente experimentado como un zumbido en los oídos, es un trastorno que afecta a muchas personas, y las causas pueden variar desde algo tan simple como la acumulación de cerumen o el estrés, a la aterosclerosis, una enfermedad grave que consiste en el endurecimiento de las arterias. Una persona con Acúfeno se quejará de tintineos, silbidos, zumbidos u otros ruidos persistentes, no existiendo una fuente para el origen de estos ruidos. Para algunas personas es un sonido constante, para otros se produce en cortos intervalos. En cualquier caso, es una molestia y puede ser una señal de problemas subyacentes en el oído o en otros lugares. El Acúfeno subjetivo es el trastorno en que sólo la persona que sufre esta afección puede escuchar los sonidos, y el Acúfeno objetivo puede ser oído por un médico al examinar a un paciente.

Algunas de las causas de Acúfeno incluyen:

- Acumulación de cerumen
- Pérdida de audición relacionada con la edad
- Exposición prolongada a ruidos fuertes
- Daño al oído interno
- La presencia de tumores en la cabeza y el cuello
- Presión arterial alta
- Endurecimiento de las arterias
- Uso de algunos medicamentos tales como antibióticos y diuréticos, así como aspirina

El Acúfeno puede afectar a personas de todas las edades, pero es más común en hombres mayores de 65 años. Usted también está en riesgo de desarrollar la enfermedad en caso de haber estado expuesto repetidamente a altos niveles de ruido durante un período de tiempo, como al trabajar en una construcción sin protección para los oídos.

Hay algunos medicamentos que pueden tratar con seguridad y eficacia el Acúfeno - los cambios de estilo de vida y la remoción de cerumen son buenos primeros pasos para aliviar los síntomas de Acúfeno. Los cambios en la medicación o hacer frente a cuestiones como la presión sanguínea alta pueden ayudar, así como una limpieza a fondo (por su médico) del conducto auditivo externo. Los audífonos pueden ser de ayuda, así como las máquinas de ruido blanco que ayudan a enmascarar el ruido constante que ocurre en los oídos. Los médicos han encontrado que algunos antidepresivos pueden ayudar con el Acúfeno, pero los efectos secundarios hacen que sean un último recurso. La prevención puede ser la mejor defensa contra el Acúfeno, por supuesto, si usted no lo tiene ya.

Protegerse los oídos del ruido fuerte, cuando use la cortadora de césped o vaya a un concierto, contribuirá en gran medida a asegurar su salud auditiva en el futuro. Mantener su sistema cardiovascular saludable es otra forma indirecta de protegerse contra una serie de enfermedades, incluso aquellas que no estén directamente relacionadas con el corazón.

El Asombroso Oído

Desde el oído externo al oído interno, este pequeño órgano sensorial realiza un gran trabajo, y uno que por lo general damos por sentado, mientras todo esté funcionando como debería. Sin embargo, al observar con mayor detalle, debe sorprendernos cuando averiguamos la forma tan perfecta e ingeniosa en que nuestros oídos funcionan realmente.

Mientras usted está leyendo este libro, sus oídos están respondiendo a las ondas sonoras en el aire a su alrededor - tal vez usted tiene la radio encendida y la música se está reproduciendo, o tal vez alguien en su familia está hablando por teléfono. Usted es capaz de dar sentido a ese ingreso de información aún mientras es capaz de concentrarse en la lectura de este libro.

Sus oídos recepcionan el sonido y lo transfieren como energía mecánica al cerebro, donde se traduce y es entendido como lenguaje, música y sonido. Usted es capaz de diferenciar entre las voces de la gente e incluso saber si su mejor amigo tiene un resfriado cuando usted está hablando con el por teléfono. El oído humano es un órgano asombroso que es capaz de controlar tanto el sonido como el equilibrio y mantener el cuerpo entero en un nivel de igualdad.

SEGUNDO CAPÍTULO:

TODO LO QUE NECESITA SABER SOBRE EL ACÚFENO

Si usted sufre de Acúfeno, no está solo. Casi 66 millones de personas sólo en los EE.UU. experimentan cierto grado de Acúfeno en su vida.

Para la mayoría, la aparición repentina de ruido en sus oídos desaparece con relativa rapidez. Desafortunadamente en una de cada 10 personas no sucede así. Si usted es de hecho uno de los desafortunados que sienten que el ruido en su cabeza se mantiene o peor aun sigue incrementándose y empeorándo, tendrá que aprender más acerca de esta condición. Usted tendrá que saber por qué este zumbido y pitido en los oídos aparece de la nada y le tiene como loco día y noche sin cesar.

¿QUÉ ES ESTE RUIDO EN MI CABEZA?

Para entender verdaderamente el Acúfeno, usted debe entender cómo funciona el oído. Es por eso que nos hemos tomado tanto tiempo para hablar de su audición en el capítulo anterior. Aquí detallamos los aspectos básicos: el sonido es transportado a través de los oídos como una ola en movimiento. Cuando estas ondas llegan al tímpano, generan presión a los pequeños huesos del oído y los hacen vibrar. Estas vibraciones dependen de los sonidos. Si algo interfiere con las vibraciones normales, el cerebro puede pensar que escucha sonidos cuando no lo hace. Esto es el Acúfeno.

Muchas cosas pueden causar este mal funcionamiento entre el oído y la cabeza, pero por ahora, sólo vamos a hablar de las tres principales causas del Acúfeno:

1. Lesiones Cerebrales

Ahora bien antes de que entre en pánico, es importante entender que las lesiones cerebrales de las que estamos hablando aquí no son mortales. Estas lesiones simplemente causan el Acúfeno. Estas lesiones cerebrales no causan (y no causarán) otras fallas en su cuerpo.

Se ha estimado que más del 90% de las personas que sufren de Acúfeno central - que se origina en el cerebro y no en el oído – experimentará asimetrías de perfusión laterales que afectan el sistema del lóbulo temporal medio cuando se examina con una Tomografía Computarizada por Emisión de Fotones Individuales (SPECT por sus siglas en inglés) avanzada.

La mayoría de los neurocientíficos creen que esta es el área del cerebro, donde convergen la memoria y el estrés, y esta también es el área que probablemente vincula las emociones y la memoria - incluyendo la memoria de sonidos. La clave aquí es recordar que el Acúfeno es simplemente la re-ejecución de recuerdos sonoros que ya se escucharon en un bucle sin fin. Por lo tanto, cuando la emoción vinculada a un cierto sonido se siente, el paciente escuchará el sonido de nuevo, aun si este no existe en este momento. Al romper el lazo emocional del Acúfeno, algunos investigadores creen que el paciente puede detener el ruido por completo. Discutiremos una variedad de maneras en las que usted puede romper tanto el lazo emocional del Acúfeno como el bucle de memoria. Pero primero, hay que aprender más sobre el Acúfeno.

2. Daño a la Cóclea

Como ya hemos comentado, la Cóclea es una pequeña parte del oído interno que se parece mucho a la concha de un caracol. Aunque es pequeña, es esencial porque nos ayuda a escuchar con claridad. Dentro de este tejido en forma de concha se encuentran diminutas vellosidades sensoriales que le indican al cerebro cuando se oye el sonido. Cualquier daño a estos detectores miniatura de sonido puede afectar gravemente su capacidad de audición. Algo tan simple como la exposición a un ruido fuerte una sola vez (como un disparo o una explosión) o incluso asistir a un concierto bastante bullicioso durante unas pocas horas puede causar problemas temporales de audición. Pero a veces, si el daño auditivo es más grave, puede causar que las pequeñas vellosidades de la cóclea se doblen o inclusive se quiebren, dañándolas así de forma permanente.

Cuando el Acúfeno es causado por exceso de ruido, se debe a la rotura de estas vellosidades sensoriales, que ocasionan una falla en la emisión de impulsos eléctricos que aleatoriamente le indican al cerebro que el sonido se escucha cuando en realidad no se escucha.

3. Estrés

Todos sabemos que el estrés puede causar estragos en nuestro corazón, sistema inmunológico y otros órganos vitales. Pero ¿sabía usted que también es el principal culpable que provoca el Acúfeno?

El Hipotálamo controla muchos sistemas en su cuerpo, incluyendo la glándula pituitaria, que supervisa los órganos endocrinos y el sistema nervioso autónomo. Una de las tareas principales del Hipotálamo es la producción de sustancias químicas que son necesarias para que el cuerpo funcione normalmente.

Desafortunadamente, es muy susceptible al estrés, la conmoción y el sufrimiento, y estos factores pueden interferir con la producción de sustancias químicas. Cuando esto sucede, puede producirse un problema de comunicación entre el oído y el cerebro, haciendo que el cerebro responda como si el sonido hubiera sido escuchado, incluso cuando todo está en silencio. Esto es el Acúfeno.

USTED ESTÁ EN BUENA COMPAÑÍA

Un día usted parece estar oyendo normalmente, y al siguiente experimenta un zumbido extraño, martilleo o chirrido en el oído que sólo usted puede oír. Al principio usted puede pensar que usted es el único en el planeta Tierra que escucha estas cosas. ¡Pero, no lo es! Está en buena compañía. Se ha estimado que una de cada 10 personas escucha ruidos similares de Acúfenos, y algunos de ellos son muy famosos, entre ellos el ex presidente Ronald Reagan, la famosa cantante Barbara Streisand y los actores Peter Townsend, William Shatner y Tony Randall.

¿Quiere saber más sobre las otras personas que sufren de Acúfeno? Aquí le presentamos algunos hechos que han sido compilados por investigadores de la Oregon Health Sciences University:

- 42% de los que lo padecen de Acúfenos no pueden atribuir ninguna causa directa a sus síntomas
- 51% de los que lo padecen, perciben que su Acúfeno que se da en forma gradual, mientras que el 39% reportó una aparición súbita de los síntomas
- 53% de los afectados sólo informan escuchar un ruido; mientras que el resto puede escuchar tres o más sonidos a la vez
- 44% de los afectados reportan problemas para dormir, al menos en algunas noches debido a los ruidos que oyen constantemente

Sólo un 2% de los que sufren de Acúfenos reportan una reducción del ruido sin ningún tipo de terapia

DETERMINAR SU TIPO DE ACÚFENO

Hay muchos diferentes tipos de Acúfeno, y su tratamiento puede depender en gran medida del tipo que usted tenga. Por ejemplo, mientras que la mayoría de los pacientes en realidad oyen un ruido que no se presenta, algunas personas pueden experimentar tanto una exageración de los ruidos externos de su entorno, así como de los ruidos internos que constantemente hace el cuerpo.

Para ver qué tipo de Acúfeno usted pueda tener, revisemos algunas de las principales categorías de esta afección:

Acúfeno Objetivo

Puede que usted no esté consciente de ello, pero su cuerpo hace mucho ruido durante todo el día. Su corazón late, sus pulmones inhalan y exhalan, y sus arterias palpitan, entre otras cosas. A pesar de que estos sonidos son constantes, pocos de nosotros los percibimos. Así pues, si nuestros cuerpos son tan ruidosos, ¿por qué no escuchamos lo que está pasando? Hay varias razones para esto. En primer lugar, la mayoría de nuestros órganos están aislados por los tejidos de protección, los músculos y la piel, y debido a esto el ruido es suprimido. Pero, la razón más importante por la que no solemos escuchar nuestro cuerpo trabajando se debe a que nuestro cerebro filtra (o simplemente los pasa por alto) estos ruidos normales. Hasta que cambian, indicando así problemas, el cerebro simplemente no nos permite "escuchar" los ruidos en el interior. Ello es una buena cosa también, pues es probable que nos volvamos locos si percibiéramos todos los sonidos que realizan nuestros órganos internos.

Sin embargo, existen personas que pueden oír los sonidos dentro de su cuerpo. Esto se llama Acúfeno objetivo.

Para las personas con Acúfeno objetivo, estos ruidos corporales interiores se vuelven más agudos (y más perceptibles), causando dificultades en la audición, y parece que no hay forma de escapar del ruido constante.

Una forma de comprender mejor el Acúfeno objetivo es tomar conciencia de los sonidos más comunes dentro del cuerpo humano que lo ocasiona:

1. El Sistema Circulatorio - una de las causas más comunes del Acúfeno objetivo es el flujo de sangre a través de largos vasos sanguíneos en la cabeza o incluso en las pequeñas arterias en el oído, o aquellas que conducen a la oreja.

2. El Corazón - el corazón puede latir a veces muy fuerte, por lo que las personas con una gran sensibilidad a los sonidos pueden percibir fácilmente el ruido que hace.

3. El Esqueleto - usted puede haber pensado que su esqueleto permanece relativamente silencioso durante todo el día, ¡pero eso es incorrecto! Además de la circulación, el esqueleto (por lo general los huesos de la mandíbula, el cuello y la espalda) es la mayor fuente de Acúfeno objetivo.

La causa más común comprende algún tipo de lesión, deterioro o artritis. Por supuesto algunas personas reportan también articulaciones que suenan en otras partes del cuerpo, pero en el Acúfeno, los que más afectan son los que están más cerca de la cabeza y los oídos.

4. El Velo del Paladar. Si bien los músculos rara vez causan ningún tipo de Acúfenos, se ha informado que la contracción del velo del paladar es una fuente de Acúfeno objetivo.

Acúfeno Subjetivo

Con bastante frecuencia, un paciente describe los sonidos que escucha sólo para enterarse de que simplemente radica en la cabeza.

Cuando no hay ruidos externos o internos que puedan ser la causa que originan el Acúfeno de un paciente, se le considera *subjetivo*.

Esto de ninguna manera significa que el paciente no está escuchando estos sonidos, o que solo los están imaginando. Los sonidos del Acúfeno son reales. Es sólo que, a veces nadie más puede oírlos, o es capaz de encontrar una razón para ellos.

Ya sea que pueda hallarse una razón para este mal funcionamiento o no, esto no significa que el cerebro no está grabando o reproduciendo sonidos previamente oídos en la cabeza del paciente.

Como cuestión de hecho, la mayoría de los Acúfenos subjetivos están eventualmente vinculados a algún tipo de mal funcionamiento en el cuerpo, incluyendo el centro auditivo y el sistema nervioso. Cuando esto sucede, el órgano o sistema que funciona mal puede en realidad enviar impulsos sonoros al cerebro, indicándole que un sonido ha sido escuchado, incluso cuando no ha sido así. Esto puede causar confusión en la comunidad médica con respecto a lo que realmente se escucha, y que sonidos solo se perciben.

Otra fuente de Acúfeno subjetivo son todos esos sonidos desconocidos internos que se originan en las profundidades del cuerpo mismo. Si nadie más ha señalado haber escuchado un sonido determinado antes, puede ser considerado subjetivo, cuando en realidad, es más bien objetivo. Esto es porque se trata de un sonido real producido por el cuerpo, y uno que sólo el paciente puede oír.

Acúfeno Mono vs. Stereo

El Acúfeno se presenta en muchas formas diferentes, pero los más comunes están en relación con el nivel de intensidad del ruido que escucha la persona (su frecuencia); la frecuencia con que se escuchan (su duración), y el número de sonidos que se escuchan. Si bien la mayoría de los personas afectadas por Acúfenos señalan que oyen un solo ruido a la vez, un 26% indica que escucha dos sonidos y el 6% puede escuchar tres o más en un momento dado.

Además, los afectados pueden escuchar ruidos en un solo oído o en ambos a la vez; o el ruido puede pasar de un oído a otro en una especie de efecto estéreo. En casos más raros, se ha observado que algunos pacientes experimentan la sensación de ruido sin realmente escucharlo.

Estos tipos de Acúfeno estéreo pueden ser aún más graves si tales ruidos constituyen ruidos de una frecuencia especialmente elevada y se dan en forma permanente.

Acúfenos Significativos vs Acúfenos Leves

Puede ser especialmente difícil determinar cuán significativo es el

Acúfeno de un individuo debido al hecho que distintas personas reaccionan al ruido producido por el trastorno de diferentes maneras. Mientras que una persona puede ser capaz de tolerar
varios ruidos diferentes a una frecuencia menor, otros al escuchar un solo zumbido continuo a un volumen alto pueden hallar el trastorno incapacitante.

En términos generales, si el Acúfeno es más esporádico, a pesar de su frecuencia de volumen, el paciente será capaz de hacer frente a sus síntomas en mejor forma. Muchos afectados admiten que no es necesariamente el volumen del ruido lo que ellos encuentran tan estresante, sino su naturaleza constante. "Si solo pudiera tener un descanso", señalan muchos, "Podría manejar la situación".

Para fines de diagnóstico, el Acúfeno insignificante es simplemente el Acúfeno que se experimenta de vez en cuando, y el paciente es capaz de "convivir" con el durante un ataque. El Acúfeno significativo por el contrario es considerado más debilitante, y puede causar otros problemas graves como la depresión, la deficiencia del sistema inmunológico e incluso pérdida de la audición.

LOS RUIDOS QUE USTED OYE

El Acúfeno puede ser experimentado escuchando cualquier tipo de ruido en forma continua, pero los más comunes incluyen:

- Pitido. El síntoma más común del Acúfeno, que es el pitido en los oídos, por lo general se refiere a un timbre estridente y constante, similar al que hace el teléfono, que los pacientes escuchan.
- Arroyo rumoroso. Este tipo de sonido es bastante indefinido en su naturaleza, pero no obstante molesto.
- Silbido. Al igual que el vapor saliendo de una tetera hirviendo, se trata de un sonido especialmente agudo y desconcertante.
- Zumbido
- Murmullo
- Traqueos. Al igual que el golpeteo de las teclas de un ordenador o máquina de escribir, este traqueteo de sonidos se puede experimentar en forma aleatoria, o en una secuencia o ritmo uniforme.
- Silbidos. Aunque el tipo de silbidos que se escuchan varían, por lo general son experimentados por todos los pacientes en forma constante.
- Chirridos. Similares al chirrido de las aves.
- Punzadas de tono grave
- Gruñidos

Por supuesto, algunos pacientes informan más sonidos inusuales tales como:

- Notas Musicales

- Voces Chillonas
- Fragmentos de conversaciones. Esto puede ser causado por el cerebro por la reproducción de fragmentos de conversaciones pasadas o la sensibilidad a voces cercanas.
- Traqueteo o Repiqueteo. Esto es bastante similar al sonido que se oye cuando se golpean metales entre sí.

¿QUÉ CAUSA EL ACÚFENO?

Mientras que la medicina tradicional trata los síntomas de un paciente con la combinación adecuada de medicamentos, la terapia homeopática se centra en averiguar lo que está funcionando mal en el cuerpo y arreglarlo. Ello requiere encontrar la causa raíz de su Acúfeno para tratarlo. Esto no siempre es fácil. El Acúfeno puede ser causado por muchas cosas y, a menudo, los pacientes descubren que sus síntomas son causados por una combinación de factores desencadenantes.

Para ayudarle a descubrir la probable causa raíz de su trastorno, echemos un vistazo a algunas de las principales causas del Acúfeno:

Ruido

Considerado como una de las principales causas del Acúfeno, el ruido puede afectar a los oídos de dos maneras:

- Un solo incidente de ruido de volumen elevado y alta frecuencia como el que escuchas en una explosión o disparo cerca de los oídos. Cuando es lo suficientemente fuerte, un solo ruido fuerte puede destruir los receptores en forma de vellosidades en el oído, que le informan al cerebro que se ha escuchado un ruido, y esto hace que el cerebro ejecute de manera constante un ciclo del último ruido escuchado.

- Exposición prolongada al ruido. Cuando su madre le decía que bajara el volumen del estéreo o corría el riesgo de dañar sus oídos, ella no estaba bromeando. Las personas que trabajan en ambientes ruidosos durante un período de tiempo prolongado pueden sufrir daño a la Cóclea, lo que provoca el Acúfeno.

Si usted nota que su Acúfeno empeora cuando se encuentra en ambientes ruidosos, asegúrese de tomar estas precauciones importantes para evitar un brote doloroso de síntomas:

- Use protección adecuada para los oídos

- Evite estar cerca del escenario o amplificadores en los conciertos, películas u otros eventos que producen muchos ruidos
- Haga que midan su nivel audición regularmente

Eliminación de Cerumen

La cantidad correcta de cerumen es buena para usted. Protege nuestros tímpanos repeliendo la humedad, funciona como una barrera contra las infecciones y atrapa hasta a los pequeños insectos antes de que puedan llegar al oído interno. Por supuesto, un exceso de cerumen puede causar problemas.

Se ha relacionado una acumulación de cerumen (especialmente en el tímpano) con el Acúfeno. La buena noticia es que, la mayoría de los pacientes experimentan una recuperación completa una vez que se elimina el exceso de cerilla. Así que asegúrese de gestionar que un médico realice la limpieza de su canal auditivo para evitar daños.

En algunos casos raros, los pacientes han reportado síntomas de Acúfenos después de la extracción de cerumen. Sin embargo, no hay evidencia científica que apoye estas afirmaciones. La mayoría de médicos consideran que los pacientes ya estaban experimentando cierto grado de Acúfenos antes de que se les extrajera el cerumen, y sólo se percataron de ello una vez que la nubosidad que obstruía su audición fue despejada mediante la limpieza.

Un Golpe en la Cabeza

El oído puede ser dañado por muchas cosas, y a veces ello tiene poco que ver con los oídos, y está más bien relacionado con la cabeza. El Acúfeno ha sido vinculado en muchos casos a un golpe a la cabeza entre moderado a fuerte; cirugía dental; e inclusive accidentes deportivos.

Infecciones de Oído

Graves y repetidas infecciones de oído también puede dañar la Cóclea, causando así Acúfeno. Para la mayoría de la gente, el problema comienza durante una infección, y continúa más allá de la fase de recuperación.

Trauma

Dado que el estrés puede ser un indicador serio de Acúfeno, no es de extrañar que acontecimientos traumáticos imprevistos en nuestra vida puedan desencadenarlo. No es raro que las personas que han sufrido la muerte de un ser querido, un accidente grave, un incendio, inundaciones, desastres naturales, o algún otro evento traumático experimenten Acúfeno en forma temporal (y en algunos casos raros en formas permanentes).

Infecciones a los Senos Paranasales

Las infecciones crónicas y las alergias a los senos paranasales causan que la mucosa del oído interno se engrose, y esto en última instancia, acumula e incrementa la presión en el oído interno, provocando así el Acúfeno.

El Acúfeno como consecuencia de sinusitis o alergias es usualmente el resultado directo de una reacción adversa a los medicamentos tomados para aliviar los síntomas de la sinusitis. Son estos medicamentos los que provocan una acumulación de mucosa en el oído y la elevación de la presión que causa el Acúfeno. Los sonidos más comunes asociados con el Acúfeno sinusal incluyen:

· un cacareo o crujido
· un repique agudo
· gorgoteos o vibraciones
· un repiqueteo periódico que aparece y desaparece en el oído afectado

Enfermedad de Meniere

La Enfermedad de Meniere, una enfermedad crónica del oído interno, es provocada por un aumento de líquido en los canales auditivos. Esto puede limitar severamente el equilibrio, causar vértigo, vómito y por supuesto Acúfenos. Si la Enfermedad de Méniere puede tratarse exitosamente, los síntomas del Acúfeno suelen desaparecer. En caso contrario, la enfermedad avanzará, y con el tiempo reducirá por completo la capacidad de audición del paciente, lo que también eliminará el Acúfeno.

Aspirina

Los que tienen una alta sensibilidad o alergia a la aspirina pueden experimentar un constante tintineo en sus oídos después de tomarla.

Medicamentos por Prescripción

Todos los medicamentos con receta tienen efectos secundarios. Desafortunadamente para algunas personas, el Acúfeno puede ser uno de ellos. La siguiente es una lista de medicamentos que se conoce que causan Acúfeno en algunos pacientes cuando se toman en exceso:

La Aspirina y medicamentos que contienen Aspirina

Antiinflamatorios No Esteroideos (AINEs) tales como Advil, Aleve, Anaprox, Clinoril, Feldene, Indocin, Lodine, Motrin, Nalfon, Naprosyn, Nuprin, y Poradol y Voltarin.

Los Antibióticos - Amino glucósidos, Eritromicina, Vancomicina

Diuréticos de asa como Lasix, Endecrin, Bumex

Agentes de Quimioterapia - Cisplatin, Mostaza Nitrogenada, Vincristina

Quinina - Aralen, Atebrina (para el tratamiento de la malaria), Legatrin, relajante muscular Q-Vel (para el tratamiento de los calambres nocturnos)

Antidepresivos - mientras que algunos antidepresivos pueden reducir el Acúfeno en muchas personas, hay otros que en realidad lo causan o lo empeoran.
Para obtener una lista completa de todos los medicamentos que pueden causar Acúfeno, o empeorar sus síntomas, consulte el sitio web de la Asociación Americana de Acúfenos en www.ata.org.

Estrés, pánico, ansiedad, depresión y enfermedades emocionales (SPADE por sus siglas en inglés)

Sí, existe una relación entre el estrés, pánico, depresión y enfermedades emocionales (también denominado SPADE por sus siglas en inglés) - ¡y eso es una buena noticia! ¿Por qué? Esto se debe a que cada una de estas enfermedades pueden ser tratadas, y por lo tanto, si su Acúfeno se debe a algunas de estas enfermedades emocionales, entonces este también puede tratarse.

Estrés

El estrés puede ser una de las causas de Acúfeno que más se pasa por alto. Si bien el estrés en sí mismo no causa Acúfeno, pero puede predisponerla para sus efectos mediante la inhibición de su sistema inmunológico, provocando una falla de funcionamiento en sus ondas sonoras y cerebrales, y afectando negativamente su sistema nervioso, entre otras cosas.

Pánico

Más de la mitad de todos los pacientes que sufren de ataques de pánico también experimentan algún tipo de Acúfeno. Si bien se ha realizado poco trabajo de investigación para explicar por qué sucede esto, no obstante de las investigaciones que se han llevado a cabo, es evidente que los trastornos de pánico y Acúfeno están relacionados. De modo que si usted puede deshacerse del pánico, puede también obtener alivio de los síntomas del Acúfeno.

Ansiedad

A pesar de que la ansiedad y el estrés pueden parecer similares, pero en realidad no son lo mismo. La ansiedad genera una lucha interna o respuesta de huida entre los que sufren este trastorno, y esto incrementa la sensibilidad de sus sentidos, incluyendo su audición. Esta puede ser una de las razones por las que los que sufren de Acúfeno a menudo son más ansiosos que los no padecen este trastorno. No es necesariamente el Acúfeno lo que aumenta su ansiedad, pero su ansiedad de hecho está desencadenando una mayor sensibilidad en la audición, y esto es lo que causa el Acúfeno objetivo.

Depresión

Las personas con Acúfeno a menudo se deprimen debido a la falta de control sobre sus síntomas. Por supuesto, esto puede empeorar el problema, y cuando esto sucede, la persona experimenta ataques de Acúfenos - tanto el volumen como la frecuencia parece mal. No se encuentra claro si el Acúfeno causa la depresión o la depresión causa el Acúfeno, pero existe un vínculo evidente entre los dos y debe ser considerado al tratar ambos trastornos.

Enfermedad Emocional

Como ya hemos discutido, cualquier grado de malestar o de trastornos emocionales graves (incluyendo algunas enfermedades mentales) pueden ser un predecesor de Acúfenos. ¡Por supuesto, esto no significa que los pacientes que sufren de Acúfenos están LOCOS! Significa que el estrés severo, el trauma y los problemas emocionales pueden causar el trastorno y también aumentar su gravedad.

Pérdida de la Audición

Cualquier tipo de pérdida auditiva puede dar lugar a un fenómeno que se conoce como reclutamiento auditivo. Esto causa severas fluctuaciones en el tono y el volumen que un paciente oye, mientras sus oídos y cerebro intentan adaptarse a la pérdida de la audición. Esta fluctuación puede provocar síntomas de Acúfeno ya que la persona afectada repentinamente puede hallar que él o ella se ha vuelto mucho más sensible a ciertos tipos de sonidos y/o ruidos.

Ototoxicidad

La palabra ototóxico en realidad significa "tóxico para el oído" lo cual es sorprendente ya que los medicamentos que contienen estas propiedades a menudo causan problemas de audición. Entre las sustancias ototóxicas más comunes que generan acúfenos se encuentran los anti-inflamatorios y los antibióticos.

Por alguna razón, estos medicamentos suelen causar Acúfenos en algunas personas. La buena noticia es que, si un medicamento anti-inflamatorio como la aspirina o el ibuprofeno es la causa de su Acúfeno, es probable que los síntomas disminuyan o desaparezcan una vez que haya dejado de tomar el medicamento. Los antibióticos, por otro lado, a menudo causan daño permanente. Así que si oye un pitido en el oído (o cualquier otro ruido) después de tomar un medicamento específico, usted debe reportarlo inmediatamente a su médico y ver si se puede cambiar a otro medicamento para eliminar cualquier toxicidad que pueda estar experimentando.

ATM

La articulación temporomandibular (ATM) conecta la mandíbula con el tímpano. Si está gastado o dañado de alguna manera, puede interferir con las ondas de sonido, causando así el Acúfeno. Una forma de ver si la ATM puede ser una causa del pitido en su oído es observar si el volumen o la intensidad de los ruidos en el oído cambian al apretar los dientes. Si lo hace, la ATM puede ser un factor. La buena noticia es que, la ATM puede ser tratada, y esto en última instancia, puede aliviar la mayor parte de su malestar producto del Acúfeno. Algunos sencillos trucos que usted puede utilizar para aliviar sus problemas relacionados con la ATM incluyen:

1. Apretar firmemente la parte posterior de sus dientes
2. Aplicar resistencia a su frente con su puño mientras empuja la cabeza hacia adelante
3. Abrir la boca a su punto más amplio posible

Tumores

La palabra tumor a menudo incita los temores de cáncer. Tenga la seguridad que cuando hablamos de la posibilidad de un tumor en relación con el Acúfeno, nos referimos a una inusual inflamación de los tejidos del oído o un tipo de masa benigna que puede estar afectando su capacidad de audición.

El tumor más frecuente relacionado con el Acúfeno se le llama neuroma acústico, que afecta el nervio que va desde el oído interno al cerebro.

Aunque la cirugía se puede utilizar para extirpar la formación de tejido, sólo ha aliviado los síntomas de Acúfeno en aproximadamente la mitad de los pacientes que lo han intentado.

Edad

A medida que envejecemos, la mayoría de nosotros comienza a experimentar un cierto grado de pérdida auditiva. Para algunas personas, esta pérdida puede ser más pronunciada y debilitante. Lamentablemente, conforme usted comienza a perder su capacidad auditiva debido a la edad, algunos tonos pueden penetrar más fuerte que antes, provocando un cierto grado de Acúfeno temporal.

DEJE QUE LAS ESTADÍSTICAS HABLEN:

UNA MIRADA MÁS CERCANA A DOS ESTUDIOS IMPORTANTES

Estudio sobre el Acúfeno de la Universidad de la Salud y Ciencias de Oregon (OHSU)

Se necesita más investigación en las áreas de los Acúfenos si queremos seguir ayudando a los pacientes. Por ello, la Universidad de la Salud y Ciencias de Oregon (OHSU) se ha unido con la Asociación Nacional de Acúfeno para llevar a cabo una variedad de estudios clínicos de investigación a través de la iniciativa de Investigación Clínica de la Universidad en el Centro de Investigación Auditiva de Oregon.

Dirigido por William Hal Martin, Ph.D., el Centro abarca una amplia variedad de áreas de estudio, incluyendo los Acúfenos. Algunos de sus hallazgos han ayudado tanto a los pacientes como a los médicos a comprender mejor este trastorno y saber cómo tratarlo.

Algunas de las cosas que su investigación ha revelado son:

Cómo se Presenta el Acúfeno

Según la investigación de la OHSU, más de la mitad de todos los afectados por Acúfeno comienzan a notar sus síntomas gradualmente, un 39% reportan un inicio repentino de los síntomas (en menos de una semana), y alrededor del 7% señalan que su Acúfeno progresó a lo largo de un período de alrededor de un mes.

Lo que los Pacientes Creen que Causó Sus Síntomas

Mientras que el 42% de todos los que sufren de Acúfeno no tienen ninguna idea de qué causó sus síntomas en primer lugar, muchos han relacionado la aparición de los síntomas con eventos específicos, incluyendo:

· exposición prolongada al ruido
· una lesión en la cabeza o el cuello
· un ruido repentino y por una sola vez como fuegos artificiales, detonaciones en el escape de un vehículo, una explosión, etc.
· Problemas médicos o medicamentos

La Magnitud del Acúfeno

Como hemos comentado anteriormente, el Acúfeno puede presentarse de muchas formas. Puede ser alto en intensidad o frecuencia, fuerte o suave, de larga duración o intermitente, o bien contener uno o más ruidos en un momento dado.

¿Dónde se Escuchan los Ruidos?

En casi el 12% de todos los casos, el ruido del Acúfeno viaja de un oído a otro sin previo aviso.

Sus Efectos Secundarios

Según el estudio de la OHSU, el sueño es una de las cosas más importantes que se ven afectadas por el Acúfeno. Casi la mitad de los estudiados señalaron que su Acúfeno afectó la capacidad de sueño y también la calidad de sueño al menos algunas veces, el 25% reportó que afectó su sueño la mayor parte del tiempo.

Otro efecto secundario del Acúfeno es la irritabilidad y el nerviosismo. Más del 70% de los encuestados admitieron que su Acúfeno hizo que se pusieran nerviosos o irritables, en algunas ocasiones o la mayor parte del tiempo.

El Estudio más Importante Realizado sobre el Acúfeno

En un intento por aprender todo lo posible sobre el Acúfeno, se llevo a cabo un estudio en línea informal de los afectados con Acúfeno, el que arrojó los siguientes resultados:

Demografía de los Pacientes

De acuerdo a información recopilada del cuestionario en línea, se ha conocido lo siguiente acerca de los que sufrieron de esta enfermedad:

· La mayoría de los afectados por Acúfeno se encuentran en un rango de edad de 50 a 59 años
· Más hombres que mujeres sufren esta afección

· La mayoría de los encuestados han sufrido esta afección por más de 5 años, los nuevos pacientes se ubicaron en el segundo lugar con mayor porcentaje en responder la encuesta
· Casi la mitad de los encuestados reportaron haber experimentado sus síntomas iniciales gradualmente a lo largo de un mes

Causas del Acúfeno

Cuando se trató de citar la causa de su Acúfeno, se obtuvo la siguiente información de las respuestas:

· La causa más común de Acúfeno fue daño a la Cóclea (75%) debido a la exposición al ruido (27%); ruido breve no explosivo (10%); explosiones como fuegos artificiales o armas de fuego (11%); una lesión en la cabeza (5%); una lesión en el cuello como la lesión de latigazo cervical (3%); barotraumas (menos del 1%), infecciones del oído o inflamación del oído interno (14%)
· Estrés (35%)
· Medicamentos (15%)
· Infecciones en los Senos Paranasales (15%)

Los Síntomas de Acúfeno

Cuando se trató de sus síntomas, los encuestados reportaron lo siguiente:

- Para la mayoría de las personas (74%), su Acúfeno empeoró con el tiempo
- La ubicación del ruido sigue siendo la misma en la mayoría de los pacientes
- Alrededor del 20% de los pacientes informaron que su Acúfeno se trasladó de un lado al otro
- Casi la mitad de todos los encuestados señaló que su Acúfeno se hizo más fuerte con el tiempo
- Aproximadamente el 67% reportó Acúfeno constante
- El oído izquierdo parece estar más afectado que el derecho para muchos pacientes
- Más de la mitad de todos los encuestados señalaron un solo sonido predominante en su Acúfeno
- El ruido más común en el Acúfeno es el pitido

Aunque no es un estudio "científico", este cuestionario informal en línea ofrece una gran cantidad de información sobre el paciente promedio que sufre de Acúfeno y su trastorno.

TRATAMIENTOS ACTUALES PARA EL ACÚFENO

Aquí está la sección que ha estado esperando - tratamientos para el Acúfeno. Ahora, ¡espere! No estoy listo aún para discutir aún el Plan Integral de 5 pasos para deshacerse de su Acúfeno. En primer lugar, me gustaría hablar sobre una variedad de opciones de tratamiento que están disponibles para darle una mejor idea acerca de las opciones que usted tiene.

El tratamiento de cada persona es individual. Lo que causa mi Acúfeno probablemente no está causando el suyo, y por lo tanto, lo que yo uso para el tratamiento de mis síntomas no pueden tener el mismo efecto en usted. Es por eso que es importante conocer todas las opciones de tratamiento que están disponibles. Las probabilidades son que usted va a tener que elaborar su propio plan de tratamiento, y a menos que sepa todo lo que existe para ayudarle, usted puede pasar por alto un elemento importante al realizar dicho plan de tratamiento.

Comencemos con una breve descripción de algunas de las formas más básicas de tratamiento de Acúfeno:

Método Holístico

Tomando un método homeopático u holístico para el tratamiento de su Acúfeno es probablemente una de las mejores opciones disponibles en este momento. Los tratamientos naturales para el Acúfeno funcionan bien en el tratamiento de los síntomas discapacitantes sin causar fuertes efectos secundarios, que es lo que sucede con los tratamientos tradicionales. Las razones son simples: la medicina homeopática

permite que el cuerpo se cure solo. Sin embargo, esto no significa que el medicamento homeopático no está haciendo nada. En realidad, es tratar de averiguar lo que está desencadenando su Acúfeno y tratarlo, y no el ruido en sí, como la terapia con medicamentos tradicionales. En segundo lugar, la medicina homeopática se basa en dosis mínimas de medicamentos para aliviar las tensiones adicionales de los efectos secundarios no deseados.

Para muchos pacientes, la combinación del tratamiento homeopático con la dieta, el ejercicio y el manejo del estrés pueden ofrecer más alivio que cualquier plan de tratamiento.

Acupuntura

Desde hace más de 2,000 años, la acupuntura es ampliamente aceptada como una forma de tratamiento homeopático para todo tipo de trastornos y enfermedades como el Acúfeno. Usada como una manera de equilibrar la energía del cuerpo para el tratamiento de casi cualquier dolencia, la acupuntura utiliza la inserción de finas agujas en determinados puntos de contacto para enviar mensajes a través del cuerpo. Aunque la medicina occidental tradicional no reconoce los efectos positivos de la acupuntura en el tratamiento del Acúfeno, muchos pacientes afirman haber encontrado alivio al usarla.

Terapia de Vitaminas y Minerales

Las últimas investigaciones muestran que la eficiencia de las vitaminas y los minerales puede ser uno de los principales alivios del Acúfeno. La adición de un nivel suficiente de las vitaminas del grupo B como B-1, B-6 y B-12 ha demostrado éxito en aliviar los síntomas del Acúfeno.

La deficiencia de hierro en el cuerpo también puede causar síntomas de Acúfeno mientras la anemia se convierte en una preocupación. Para ver si muy poco hierro es la causa de su Acúfeno o si se está empeorando el trastorno, asegúrese de ingerir por lo menos 12 a 18 mg de alimentos ricos en hierro todos los días incluyendo vegetales de hoja verde, pescado, frijoles, carne magra y granos enteros.

Algunos minerales que usted debe asegurarse de tener en cantidad suficiente para aliviar su Acúfeno incluyen *manganeso (2,5 a 5 mg por día)* que encontrará en los plátanos, granos enteros, frijoles, verduras de hoja verde y cereales, así como *colina (500 mg por día)* que se puede encontrar en la soja, levadura de cerveza, pescado, menudencia de vacunos y frijoles.

Suplementos de Hierbas

Las hierbas se han utilizado durante miles de años para tratar tanto la enfermedad como sus síntomas. Si bien hay muchas hierbas (de las que hablaremos en profundidad en un capítulo posterior), que se saben tratan el Acúfeno, es importante recordar aquí que el propósito de la herbolaria es encontrar las causas que originan el Acúfeno de los pacientes y tratarlas con extractos naturales de plantas. Puesto que el Acúfeno de cada persona es causado por algo diferente, las probabilidades son, que su tratamiento a base de plantas será único y diferente de los demás. Si bien un paciente puede encontrar alivio bebiendo un té hecho especialmente; otro puede necesitar un ungüento o algo totalmente diferente para deshacerse de los síntomas. Por eso es tan importante encontrar un herbolario calificado o farmacopea para determinar sus propias opciones de tratamiento individual.

Terapia con Láser

Aunque no se considera una opción de tratamiento convencional, la terapia con láser ha ofrecido alivio a algunos pacientes con Acúfeno.

Reentrenamiento para Acúfenos

La Terapia de Reentrenamiento para Acúfenos (TRT por sus siglas en inglés) fue creada por el famoso neurocientífico Pawel Jastreboff en la década de 1980. El concepto es simple: cuando no hay evidencia médica que explique la causa del Acúfeno del paciente, Jastreboff estimó que el cerebro debía ser reentrenado para dejar de oír el ruido. Esto se realiza mediante la introducción de terapia de sonido preciso para el paciente utilizando un generador de ruido blanco. Al aumentar lentamente el volumen del ruido blanco que la persona escucha durante todo el día, el cerebro se ve obligado a centrarse en este ruido real, y dejar de "escuchar" los ruidos del Acúfeno. Aunque este tipo de entrenamiento de habituación demora algún tiempo, se ha informado que funciona en más del 80% de los pacientes, ya sea aliviando totalmente o al menos reduciendo el ruido que escuchan regularmente debido a su Acúfeno.

Enmascaramiento

Puede ser difícil relajarse cuando el ruido del Acúfeno está crispando sus nervios. Sin embargo, es importante que usted trate de relajarse, porque esto le ayudará a controlar su Acúfeno, sobre todo si es provocado por el estrés continuo. El enmascaramiento puede ser una buena manera de calmar sus síntomas y tratar de apartarse del mundo. Escuchar ruido blanco puede ser muy calmante para la persona afectada con Acúfeno, ya que puede camuflar los sonidos en la cabeza.

Esto puede ser una técnica especialmente buena para usar cuando usted está tratando de dormir. Otros pacientes refieren que los sonidos relajantes como el ruido del agua corriendo, el viento y otros sonidos de la naturaleza puede ayudar a enmascarar el molesto ruido del Acúfeno.

Hay varias maneras de incorporar el enmascaramiento en su vida diaria:

- *El uso de un dispositivo electrónico en el oído.* Parecido a un audífono usado en el oído, los aparatos electrónicos de enmascaramiento están disponibles en una gran variedad. Algunos permiten al usuario mantener el control total sobre el tono, el timbre y el volumen de los sonidos de enmascaramiento, mientras que otros ofrecen un mínimo control sobre lo que se escucha. Tenga en cuenta que, si bien el dispositivo puede funcionar bien en enmascarar el ruido del Acúfeno, todavía tendrá que seguir oyendo el ruido de enmascaramiento, y esto puede tomar algún tiempo para acostumbrarse.

- *Las Radios, Reproductores MP3 y Más.* A veces, enmascarar el ruido del Acúfeno es tan simple como escuchar música relajante o sonidos de la naturaleza.

- *Cintas Especial de Audio para Enmascaramiento de Acúfeno.* Para los que no están seguros de qué tipo de sonidos de enmascaramiento funcionarán mejor, cintas de audio hechas especialmente pueden ser la respuesta. Diseñadas y grabadas pensando en los pacientes de Acúfeno, ofrecen una variedad de sonidos de enmascaramiento que muchas personas que sufren de Acúfeno han encontrado muy útiles.

La mejor manera de determinar qué tipo de sonidos de enmascaramiento funcionan para usted es tomar nota de cualquier sonido que alivie sus síntomas durante el día. Cuando encuentre uno, grábelo y escúchelo cuando desee alivio.

Tratamiento Farmacológico

Hay un montón de medicamentos tradicionales que se pueden utilizar para controlar los síntomas del Acúfeno. Algunos de los más utilizados son:

- *Medicamentos Contra la Ansiedad* a menudo se utilizan para tratar el Acúfeno, ya que se cree que si se puede reducir la actividad excitatoria en el cerebro y en el sistema nervioso central, usted será capaz de reducir la hipersensibilidad que puede causar el ruido del Acúfeno. Algunos de los medicamentos contra la ansiedad más comunes utilizados para tratar el Acúfeno incluyen Benzodiacepinas, Xanax, Serax y Klonopin.

- *Anticonvulsivos.* Aunque están destinados a prevenir los ataques, los medicamentos anticonvulsivos pueden ser muy exitosos en el tratamiento de Acúfenos - trabajan reduciendo la estimulación excesiva en el cerebro. Dos de los medicamentos anticonvulsivos más utilizados para el tratamiento del Acúfeno incluyen Tegretol y Klonopin.

- *Los Antidepresivos*. Lo crea o no, algunas terapias antidepresivas han aliviado totalmente el Acúfeno en algunos pacientes. Dos tipos que funcionan bien en el tratamiento de Acúfenos incluyen Tricíclicos y los Inhibidores Selectivos de Recaptación de Serotonina (ISRS por sus siglas en inglés).

Neuronomics

Uno de los más recientes avances en el tratamiento para los Acúfenos incluye el dispositivo Neuronomics, que ha sido diseñado para reducir los síntomas rápidamente mediante el tratamiento de las causas subyacentes de su Acúfeno. Esto seguramente le proporcionará un alivio a largo plazo de todo ese ruido.

Eficaz en casi el 90% de todos los pacientes que lo utilizan, el pequeño dispositivo y los auriculares son utilizados para suministrar música diseñada en forma precisa integrada con un agradable estímulo acústico neural a los oídos y el cerebro. Los sonidos utilizados en el dispositivo son personalizados para el perfil audiológico de cada usuario con el fin de estimular la vía auditiva y promover los cambios en plasticidad neural. Con el tiempo, estas nuevas conexiones ayudan al cerebro a filtrar las perturbaciones del Acúfeno, y proporcionan un alivio a largo plazo de los síntomas.

Cuando se usa dos horas todos los días durante varios meses, el dispositivo ayuda al cerebro a desarrollar los transmisores que son necesarios para bloquear el ruido del Acúfeno en forma natural. No es un dispositivo de re-entrenamiento o enmascaramiento, el Neuromonic en realidad repara el daño que está causando sus síntomas de Acúfeno.

Tratamiento con Velas Óticas

El tratamiento con velas óticas no es nuevo en lo que se refiere al Acúfeno. Se utiliza para reducir la cantidad de cera en el oído interno, ha demostrado ser de gran valor para ofrecer alivio a algunos pacientes. Para realizar el tratamiento con velas óticas, simplemente coloque una vela cónica en el oído. El calor ayudará a extraer la cera. No se sorprenda si se siente un poco mareado después del tratamiento - esto es normal

Hydergine

Conocida como una "droga inteligente", Hydergine también se considera como una posible cura del Acúfeno. Al estimular el crecimiento de fibras nerviosas llamadas dendritas en el cerebro, así como el flujo de oxígeno al cerebro, la droga puede ser capaz de reparar los conectores perdidos entre el cerebro y el oído, y reducir el ruido del Acúfeno.

Hipnoterapia y Bio-retroalimentación

La hipnoterapia y la bio-retroalimentación pueden ser una excelente manera de reducir el estrés y las emociones negativas que provoca el Acúfeno. De hecho, un estudio reciente concluyó que casi el 75% de todas las personas que padecieron Acúfenos y fueron sometidos a hipnoterapia diseñada para el Acúfeno, fueron capaces de reducir sus síntomas después del tratamiento.

Cuando una persona se somete a la hipnoterapia y la bio- retroalimentación, se pone en un estado de extrema conciencia, y esto se utiliza para reprogramar el cerebro y deshacerse de la mala programación que pueden hacer que los sonidos del Acúfeno se ejecuten una y otra vez en la cabeza.

Para las personas con Acúfeno, el cerebro tiende a aferrarse a los sentimientos asociados con la enfermedad, y esto puede empeorar los síntomas. Para tratar este fenómeno, el hipnoterapeuta debe hacer dos cosas: calmar las emociones que la persona siente con respecto a su enfermedad, y ayudar a la mente inconsciente del paciente a desviar la concentración del ruido del Acúfeno.

Cuando las cintas de audio se utilizan durante la sesión de hipnosis, el paciente es capaz de auto-hipnotizarse con métodos de bio- retroalimentación cada vez que los síntomas reaparecen.

Aunque tanto la hipnoterapia como la bio-retroalimentación se han utilizado con éxito para tratar incluso los casos más graves de Acúfeno, pocos profesionales están calificados para trabajar con los pacientes que sufren el trastorno.

TERCER CAPÍTULO:

DIAGNÓSTICO DE SU ACÚFENO

Reconocer los síntomas de Acúfeno y cómo sus síntomas individuales se relacionan con los demás puede tener un gran impacto en su diagnóstico formal y el tratamiento final.

COMPARANDO SUS SÍNTOMAS CON LOS DEMÁS

Es difícil saber simplemente que tan intenso es su Acúfeno. Con más de 12 millones de personas que lo padecen únicamente en los Estados Unidos, y ningún método real o prueba para determinar la gravedad de los síntomas, puede ser difícil calcular la intensidad del Acúfeno de un solo paciente. Se suma a ello las diferentes formas en que las personas manejan el malestar físico y emocional que ocasiona su Acúfeno, y los médicos pueden llegar a sentirse tan frustrados como sus pacientes, cuando se trata del tratamiento y recuperación.

El Dr. Aram Glorig, un especialista forense en oídos de renombre internacional, y fundador de la Sociedad Americana Auditiva, comprendió estas limitaciones, y por eso trabajó tan duro para desarrollar una forma básica para calificar los síntomas del paciente, utilizando este cuestionario muy básico:

1. ¿Consideras que tu oído y el ruido de la cabeza es: constante (3); intermitente, pero se experimenta por mucho más tiempo versus los momentos en que no se presenta (2), o intermitente, más tiempo sin presentarse versus las ocasiones en que se experimenta (1)

2. El ruido de su Acúfeno le impide ir a dormir: sí, con frecuencia (2); sí, con poca frecuencia (1), no (0)

3. ¿Sus síntomas empeoran cuando está en silencio? Si (1); no (2)

4. ¿Es peor cuando no está ocupado? Si (1); y no (2)

5. ¿A qué se parece el sonido del ruido del Acúfeno : un tono agudo (2); un timbre de tono bajo (2); aire corriendo (1); estático (2), u otros (1)

6. ¿Cuanto le molesta el ruido en su cabeza y oídos: levemente (1); moderadamente (2); severamente (3)

Ahora sume su puntaje y compárelo con la Escala de California que se indica a continuación:

- Acúfeno Suave: 5 o menos
- Acúfeno Leve: 6/7
- Acúfeno Leve a Moderado: 8/9
- Acúfeno Moderado: 11/12
- Acúfeno Severo: 12 o más

LAS CARACTERÍSTICAS DE PERSONALIDAD QUE LOS PACIENTES COMPARTEN

Ahora que tiene una mejor idea de la gravedad de sus síntomas, en comparación con lo que otros están experimentando, es importante reconocer las características de personalidad que las personas que sufren Acúfenos comparten para comprender mejor el trastorno y cómo o por qué ha atacado su audición.

Aunque los investigadores no saben con seguridad si las características de personalidad que comparten los que sufren de Acúfenos son causadas por el Acúfeno, o si estas características los hacen más susceptibles de contraer Acúfenos, una cosa es cierta y es que, el malestar emocional en distintos grados y el Acúfeno a menudo van de la mano.

Las diferentes formas en que los pacientes lidian con el estrés parece ser un factor primordial en qué tan bien una persona puede hacer frente a sus síntomas. Sin embargo, casi todos los pacientes con Acúfeno informan al menos un caso moderado (y en muchas ocasiones grave) de estrés, que agravan y desencadenan los síntomas de Acúfeno.

La incapacidad para lidiar con el estrés y evitar que induzca los síntomas del Acúfeno no es el único rasgo de personalidad que los pacientes tienden a compartir. Muchos pacientes también comparten estas características importantes:

- Inseguridades acerca de su pérdida de audición
- Diversos grados de depresión
- Problemas para enfrentarse a las necesidades diarias
- Diversos grados de ansiedad
- Cambios de humor
- Problemas de memoria
- Una incapacidad para concentrarse
- Fobias
- Desorientación / torpeza de pensamiento
- Sentirse fuera de control/sobre reaccionar a situaciones

Además de compartir rasgos de la personalidad, la mayoría de los pacientes que sufren de Acúfeno informan haber experimentado estos síntomas comunes al hacer frente a los Acúfenos:

- trastornos del sueño
- dolor continuo en la espalda, hombro y cuello
- tensión
- migrañas
- trastornos intestinales crónicos (náuseas, diarrea, calambres, acidez estomacal)
- aumento de peso/pérdida de peso
- trastornos de alimentación
- caída de cabello
- tensión muscular y fatiga
- latido cardíaco irregular y/o palpitaciones del corazón
- falta de aliento
- palmas sudorosas
- dolor en el pecho
- enfriamiento de manos y pies
- ronchas, picazón y otros trastornos de la piel
- enfermedad periodontal
- dolor en la mandíbula
- problemas de fertilidad
- un sistema inmunológico débil

OBTENER AYUDA: LA CONSULTA Y EXAMEN DEL ACÚFENO

Un verdadero diagnóstico de Acúfeno requiere una revisión a fondo de sus síntomas e historial médico. Muchos profesionales médicos están de acuerdo que el Acúfeno es más un síntoma que una enfermedad, y debido a esto, es muy importante averiguar la causa del ruido en su oído y cabeza para tratarlo (o curarlo). El proceso de diagnóstico es probable que comience con una consulta con un otorrinolaringólogo, especialista en oído, nariz y garganta.

Preparándose para la Primera Visita

Mientras espera su primer encuentro con el otorrinolaringólogo, mantener un registro de sus síntomas (cuando empiezan, cuánto duran, lo que podría haberlos generado, etc.) Esta información puede ser muy valiosa para el médico para usarla en el diagnóstico de los problemas subyacentes que puedan estar causando el ruido en su cabeza y oídos. Esto ayudará al médico a entender mejor sus síntomas de Acúfeno para tratarlos con eficacia. Asegúrese de mantener también una lista de todos los medicamentos que esté tomando, ya que ciertos medicamentos pueden causar el ruido del Acúfeno.

Qué Esperar Durante Su Consulta

A pesar que cada consulta de Acúfeno es diferente, probablemente pueda esperar que se cubran estas cosas básicas, sin importar cuáles sean sus circunstancias:

1. Examen Físico Completo

El Acúfeno puede ser causado por una variedad de problemas médicos, que pueden o no tener nada que ver con sus oídos y/o audición. Es por eso que el especialista es posible que realice un examen físico completo para descartar algún otro problema médico. Incluso puede solicitar algunas pruebas básicas, que discutiremos en breve. En el caso que, el médico no estime que exista una razón médica subyacente para su Acúfeno, es probable que proceda a un examen de sus oídos. Esto incluirá:

a. Buscar una inflamación, sensibilidad o secreción alrededor del oído externo.
b. Inspección de inflamación, exceso de cera u otros daños en el oído interno.
c. Evaluar las trompas de Eustaquio para asegurarse de que se están abriendo y cerrando correctamente. Para ello, se le pedirá que se suene la nariz, mantenga cerradas sus ventanas nasales y luego trague.

2. Serie Detallada de Pruebas de Audición

Una vez que se completa el examen físico, el siguiente paso en su consulta será someterse a una serie de pruebas de audición simple.

Puede utilizarse primero un diapasón - esto se utiliza para determinar qué timbres y sonidos puede oír. El médico simplemente golpea el diapasón para producir un sonido y lo mueve en diferentes posiciones alrededor de su cabeza mientras le hace preguntas sobre el tono, el volumen, etc.

A continuación, puede ser conectado a un dispositivo de control llamado audiómetro, que se utiliza para poner a prueba su capacidad de audición en una variedad de maneras diferentes. Durante la prueba, el audiólogo pulsará un botón para enviar ruidos a los oídos a diferentes frecuencias para ver cuál de ellos es capaz de oír, y los diversos síntomas que el ruido genera. Esta prueba integral es una manera rápida y fácil de efectuar un seguimiento de la audición en cada oído, así como la sensibilidad al ruido.

Además de evaluar su audición y sensibilidad, puede realizarse una prueba más avanzada llamada Audiometría de Respuesta Evocada. Esta prueba permite a su médico capturar las grabaciones computarizadas del oído interno para determinar cualquier problema que pueda estar presente en el propio oído.

3. Entrevista Exhaustiva

Es probable que se le formulen muchas preguntas durante su primera consulta de Acúfeno, y estas preguntas serán a la vez acerca de su salud general y sus síntomas específicos de Acúfeno. Éstas son sólo algunas preguntas que su médico puede hacerle:

- ¿Cómo está su salud en general? ¿Ha estado experimentando otros problemas de salud últimamente? Si es así, explique.
- ¿Cuál es su historial de salud familiar?
- ¿Ha tenido algún empleo que lo haya expuesto a ruidos fuertes, tales como maquinaria, armas de fuego, explosivos, u otros?
- ¿Cuánto tiempo ha estado experimentando estos ruidos en los oídos y la cabeza?
- ¿Sólo un oído se encuentra afectado, o ambos?
- ¿Los sonidos pasan de un oído a otro?
- ¿Qué tipos de sonidos oyes?
- ¿Son los sonidos constantes, o aparecen y desaparecen?
- ¿Los sonidos que escucha son agudos o graves; fuertes o suaves?
- ¿Es usted mucho más sensible a ciertos ruidos? En caso afirmativo, ¿a cuáles y cuándo?
- ¿Siente algún dolor en su cabeza, oídos, cuello o mandíbula?
- ¿Experimenta vértigo o mareo general?
- ¿Ha notado algo que genera su Acúfeno?
- ¿Su Acúfeno viene afectando su salud física o mental? ¿Le quita el sueño? ¿Le hace sentirse ansioso, deprimido o abrumado?
- ¿Ha tenido usted problemas de la vista últimamente?
- ¿Entumecimiento o disminución de la sensibilidad en las extremidades?

- ¿Está experimentando cualquier otro síntoma que asocia directamente con el Acúfeno? ¿Qué pasa con los síntomas que usted cree que no están relacionados?

PRUEBAS PARA EL ACÚFENO

Después de su examen inicial, las pruebas de audición y la entrevista están completas, su médico puede ordenar una serie de otras pruebas para intentar determinar la causa y la severidad de su Acúfeno. A veces, se administran una variedad de pruebas de manera que el especialista pueda comparar los resultados para obtener una imagen aún más clara de su problema. Sin una clara comprensión de las causas subyacentes del ruido en su cabeza, puede ser muy difícil tratarlo. Así que no se sorprenda si su médico le ordena uno o más de los siguientes exámenes de diagnóstico:

Rayos X

Se pueden tomar rayos X estándar de la cabeza y la mandíbula para ver si hay algún problema estructural que está causando sus síntomas. A veces, se ordenan pruebas de mayor calidad como una resonancia magnética o una tomografía computarizada, y estas pruebas le dan al médico una idea más clara.

Acufenometría (Equiparación con Tonos Pasados)

Las ondas de sonido tienen frecuencias diferentes (el número de ciclos que una onda sonora puede hacer en un segundo), y estas van desde muy alto a muy bajo. La Acufenometría (Prueba de Equiparación de Tonos Pasados de Acúfenos) se utiliza para determinar si los tonos que escucha coinciden con sus frecuencias individuales.

Equiparación de la Sonoridad del Acúfeno

Los sonidos que escucha por el Acúfeno pueden ser muy fuertes, y pueden variar de una persona a otra e incluso de una situación a otra. La prueba de Equiparación de la Sonoridad del Acúfeno se utiliza para determinar qué tan fuerte suena realmente su Acúfeno.

Prueba de Enmascaramiento para el Acúfeno

Algunas personas encuentran que el enmascaramiento de su Acúfeno es una buena manera de encontrar alivio. A otros, sin embargo, les resulta difícil, si no imposible enmascarar los sonidos que escuchan. Esta prueba está diseñada para ayudar a los médicos a determinar si el Acúfeno de un paciente se puede enmascarar, y en caso afirmativo, en que forma.

Inhibición Residual

Esta prueba se utiliza para determinar cuánto tiempo tomará disminuir o desaparecer el ruido en su oído después de un período de enmascaramiento. Esta es una manera eficaz para determinar el mejor tratamiento.

Aunque cada una de estas pruebas se considera no invasiva, todas se realizan de manera diferente, dependiendo de los síntomas del paciente y los niveles de tolerancia. Y así, es difícil describir por completo la forma en que se llevarán a cabo. Eso depende de usted y su médico.

Mientras que algunos resultados de las pruebas pueden estar disponibles de inmediato, tenga en cuenta que muchas veces, van a tardar días o semanas para que el médico o médicos que está visitando evalúen y comparen los resultados y determinen el mejor curso de acción para tratar su Acúfeno.

Más Sobre las Pruebas

Algunas de las mejores maneras de aprender más acerca de las pruebas para Acúfenos es la investigación en Internet; hablar con personas que han sido sometidas a las mismas pruebas que usted se realizará, o póngase en contacto con una de las muchas organizaciones sobre el Acúfeno, grupos de apoyo y otros recursos que se han enumerado al final de este libro.

EL LADO EMOCIONAL DEL ACÚFENO

Como ya hemos discutido, el Acúfeno puede causar estragos en sus emociones. Puede causar tanto tensión mental como física, y el Acúfeno puede ser más difícil de tratar conforme el padecimiento progresa. Por lo tanto, es más importante que nunca someterse a las pruebas y diagnóstico lo antes posible para encontrar alivio.

Dado que puede causar un trauma en casi todo paciente, el lado emocional del Acúfeno debe considerarse cuando usted está tratando de establecer un plan de tratamiento. El simple hecho de preocuparse por su Acúfeno puede empeorar las cosas - y esto puede hacer que sea más difícil de tratarlo. Además, la falta de sueño causada por los ruidos que usted escucha puede causar fatiga y un deterioro en su sistema inmunológico.

Muchos con esta condición reportan que su Acúfeno interfiere con sus actividades diarias, por no mencionar las relaciones. Incapaces de continuar con "la vida como de costumbre", estos pacientes a menudo se sienten aislados y comienzan a retirarse de las actividades normales en el momento en que más las necesitan. Incluso su trabajo puede sufrir pues les resulta cada vez más difícil concentrarse o incluso el funcionamiento normal del cuerpo debido al zumbido constante en sus oídos.

Atormentados por los sonidos en sus oídos y en la cabeza, muchos afectados se hallan cada vez más y más ansiosos y deprimidos. Y con eso viene la frustración de no entender lo que está pasando, y ellos pueden llegar a sentirse como si no hubiera ayuda disponible. ¡Pero sí la hay! Si se toma el tiempo para aprender acerca de los sentimientos que acompañan a su padecimiento, puede comprender mejor su condición y aprender a lidiar con ella de manera más eficiente.

Muchas personas con Acúfeno pasan por las mismas etapas como otras que sufren de serios trastornos médicos tales como la negación, la ira y la frustración, la desesperanza y la depresión. Reconocer estos sentimientos no quiere decir que se quedarán indefinidamente.

Claro, usted podría preguntarse por qué esto le está ocurriendo a usted y lamenta el hecho de que usted nunca pueda ser la misma persona que era antes. Usted puede incluso experimentar un cierto grado de temor de que las cosas nunca serán las mismas; que perderá su trabajo, su familia, e incluso su cordura. Tenga la seguridad que es completamente natural y normal sentir estas cosas.

La buena noticia es que, eventualmente va a ser capaz de aceptar su padecimiento y aprender a seguir adelante a pesar de que usted está obviamente sufriendo. Es en este momento cuando se sentirá más receptivo a la búsqueda de ayuda.

Otra cosa importante para recordar cuando usted está tratando de lidiar con el Acúfeno es que, puede causar también trastornos a su familia y amigos. El hecho es que no es sólo un problema que deben enfrentar los pacientes, sino para todo aquel que se preocupa por ellos.

Los familiares deben vigilar a su ser querido mientras lucha contra el dolor y la frustración del Acúfeno, así como con la gran serie de síntomas devastadores. Además del insomnio, la depresión y el mal humor de las personas afectadas con Acúfeno, los más cercanos a él/ella a veces también deben hacer frente al hecho que la persona se aparte emocionalmente de aquellos a quienes él o ella ama y con quienes vive.

Mantener las líneas de comunicación abiertas es especialmente importante para mantener relaciones sólidas a pesar de los altibajos del paciente afectado con Acúfeno.

COSAS QUE PUEDEN AYUDAR SU ACÚFENO

La forma en que trata su Acúfeno dependerá en gran medida de sus síntomas individuales; cuál es su reacción a diferentes tratamientos, etc.

Cada persona reacciona de manera diferente al Acúfeno, y por lo tanto una persona tendrá que encontrar su propio método para tratarla.

Afortunadamente, hay un montón de opciones, a pesar de que encontrar la opción correcta para usted puede tomar algún tiempo, paciencia y
una mayor investigación. Mientras tanto, aquí le indicamos algunas de las formas más comunes para reducir el ruido interno, mientras usted y su médico buscan maneras de curar permanentemente su Acúfeno.

Cambio de Entorno

El ruido en sí puede tener un gran impacto en sus síntomas de Acúfeno y cómo los enfrenta. Para algunas personas, reducir o eliminar los sonidos fuertes en el entorno es absolutamente esencial para su recuperación.

Permanecer alejado del ruido o usar tapones para los oídos puede ser de gran ayuda cuando usted está tratando de reducir el ruido adicional que escucha en sus oídos.

Escuchar más sonidos suaves y ruido blanco de enmascaramiento también puede usarse para ahogar los sonidos del Acúfeno, y reentrenar el cerebro para dejarlos de oír por completo.

Mantener un Estilo de Vida Saludable

Mantener una buena salud general también puede ayudarle a reducir sus síntomas. Esto incluye comer una dieta bien balanceada, mantenerse alejado de la cafeína, el tabaco y el estrés y hacer ejercicio con regularidad. El sistema inmunológico que no funciona correctamente puede hacer que sus síntomas de Acúfeno empeoren. Por lo que es muy importante que usted trate de controlar la presión arterial alta, diabetes y otras condiciones para controlar mejor su Acúfeno.

Medicamentos al Rescate

Como ya hemos discutido, hay medicamentos que pueden ayudarle a vencer los síntomas y esto incluye medicamentos antiinflamatorios, anticonvulsivos y antidepresivos. Sólo su médico puede prescribir una terapia de medicamentos fuertes, así que asegúrese de discutir todos los pros y los contras de estos medicamentos. Asegúrese de que usted entiende los efectos secundarios que cada uno de estos puede causar.

Uso de Audífonos

Como hemos aprendido, la pérdida de audición puede ser un desencadenante de los síntomas de Acúfeno, y por lo tanto es obvio que si usted puede mejorar su audición, será capaz de reducir los ruidos extra en la cabeza. Esto a veces se puede lograr mediante el uso de audífonos. Estas ayudas parecen ser más útiles para todas aquellas personas cuya pérdida auditiva está en el rango entre 100 y 4.000 hertzios de frecuencia sin salirse de este rango, se puede mejorar los síntomas del Acúfeno.

Los audífonos funcionan amplificando el ruido del ambiente, lo que permite al que los usa, escuchar mejor los sonidos a su alrededor y concentrarse menos en los sonidos que retumban en la cabeza. Por supuesto, esto puede tomar algún tiempo. La mayoría de los pacientes que los usan no informan de un alivio inmediato de su Acúfeno una vez que han comenzado a utilizar audífonos. La mayoría dice que no empieza a notar ninguna diferencia apreciable o notable hasta que se sienten cómodos con los dispositivos, y esto puede tardar varias semanas en algunas personas.

DESCUBRIENDO SUS NIVELES DE ESTRÉS, PÁNICO, ANIEDAD Y DEPRESIÓN

El estrés, el pánico, la ansiedad y la depresión (SPADE por sus siglas en inglés) son todas emociones que están vinculadas con el Acúfeno. Como hemos discutido, nadie está seguro de cual de ellas se presenta primero, pero una cosa es clara: el tratamiento de los síntomas puede ofrecer el alivio muy necesario del Acúfeno en aquellos que presentan altos niveles de estrés, pánico, ansiedad y depresión.

Aunque es una forma no oficial para el control de sus niveles de estrés, las pruebas SPADE le pueden dar una buena idea acerca de si su estado emocional en los últimos 18 meses más o menos podría haber contribuido a su Acúfeno. Desarrollado por los investigadores de estrés Holmes y Rahe hace muchos años, todavía es utilizado por los médicos actualmente para calificar los niveles de estrés de una persona.

Para tomar la prueba, ponga una marca de verificación junto a cada categoría que se ha aplicado a usted en los últimos 18 meses. Si usted ha sufrido más de un ítem en una categoría, coloque dos marcas allí, contando ambas en su cómputo final. ¿Listo para empezar? Verifique lo siguiente:

Muerte de un cónyuge (100 puntos)
Divorcio (73 puntos)
Separación Matrimonial (65 puntos)
Internamiento en Prisión (63 puntos)
Muerte de un familiar cercano (63 puntos)
Lesión personal o enfermedad (53 puntos)
Matrimonio (50 puntos)
Pérdida de su empleo (47 puntos)
Reconciliación Matrimonial (45 puntos)
Jubilación (44 puntos)
Cambio en la salud de un familiar (44 puntos)
Embarazo (44 puntos)
Dificultades Sexuales (39 puntos)
Adicción a la familia (39 puntos)
Reajuste de Negocios (39 puntos)
Cambio en la situación financiera (39 puntos)
Muerte de un amigo cercano (37 puntos)
Cambio a una línea de trabajo diferente (36 puntos)
Cambio en el número de discusiones matrimoniales (36 puntos)
Préstamo por más de $10,000 (31 puntos)
Ejecución de una hipoteca o préstamo (30 puntos)
Cambio en las responsabilidades en el trabajo (29 puntos)
Un hijo que se va de casa (29 puntos)
Problemas con los suegros (29 puntos)
Logro personal excelente (28 puntos)
Cónyuge deja de trabajar o comienza a trabajar (26 puntos)
Empezar o terminar la escuela (26 puntos)
Cambio en las condiciones de vida (25 puntos)
Revisión de hábitos personales (24 puntos)
Problemas con el jefe (23 puntos)
Cambio en las horas o condiciones de trabajo (20 puntos)

Cambio de residencia (20 puntos)
Cambio en los hábitos recreacionales (19 puntos)
Cambio en las actividades sociales (18 puntos)
Cambio en las actividades religiosas (19 puntos)
Préstamo menor a $10,000 (17 puntos)
Cambio en los hábitos de sueño (16 puntos)
Cambio en el número de reuniones familiares (15 puntos)
Cambio en los hábitos alimenticios (15 puntos)
Vacaciones (13 puntos)
Temporada de Navidad (12 puntos)
Violación de la ley por parte de un menor (11 puntos)

TOTAL DE PUNTOS DE ESTRÉS:

Evaluación de Sus Resultados

Según los estudios, más de la mitad de los que señalen un puntaje superior a 300 puntos experimentarán problemas de salud durante el período de prueba, mientras que sólo el 10% de aquellos con puntuaciones menores de 300 puntos enfrentará problemas de salud durante el mismo tiempo.

Pánico

Más de la mitad de todos los que sufren de Acúfeno también sufren de algún tipo de trastorno de pánico. Aunque se han realizado pocos estudios para comprender mejor esta relación, la mayoría de los profesionales especialistas en Acúfenos creen que hay una fuerte correlación entre los dos.

Ansiedad

Al igual que el estrés, la ansiedad puede aumentar la sensibilidad de sus sentidos - incluso su capacidad de audición. Las personas afectadas con Acúfeno que presentan niveles altos de ansiedad a menudo reportan más síntomas severos. La buena noticia es que, la ansiedad es una respuesta aprendida y puede ser tratada con éxito con la hipnoterapia y técnicas de auto hipnosis, y esto a su vez puede mejorar su Acúfeno.

Depresión

Se ha encontrado que tratar la depresión puede disminuir su Acúfeno, y reducir la angustia que pueda experimentar debido a la enfermedad. Más que simplemente "sentirse triste", la verdadera depresión necesita ser diagnosticada por un profesional utilizando una técnica de examen simple. Esto no es un signo de debilidad – pedir ayuda para tratar su depresión es un signo de gran fuerza, y este puede ser el primer paso en su camino a la recuperación del Acúfeno.

Trastornos Emocionales

En algunas personas, el Acúfeno puede ser causado por un trastorno emocional, y si no se trata, sólo hará que el ruido en su cabeza se haga más fuerte y más agudo.

Descartando Cualquier Razón Peligrosa para su Acúfeno

¡No trate su Acúfeno hasta que sepa que lo está causando! ¡Después de todo, no se librará de un síntoma que está tratando de avisarle de un problema más peligroso!

Aunque la mayoría de las causas del Acúfeno no amenazan la vida, es importante descartar cualquier cosa peligrosa antes de decidir acerca de su plan de tratamiento. Así que asegúrese de insistir en someterse por ejemplo a una tomografía computarizada o resonancia magnética para descartar cualquier otra causa grave de su Acúfeno antes de tomar una decisión sobre el plan de tratamiento.

ESTUDIO DE CASOS

La Historia de Alex

Alex no iba a permitir que su Acúfeno le destruya su vida. Es por eso que decidió hacer su propia investigación para encontrar los tratamientos y el mejor método (o métodos) que le permitieran deshacerse del exceso de ruido en su cabeza de una vez por todas.

Tal vez usted es como Alex, y haya decidido tomar su tratamiento en sus propias manos. ¡Bien por usted!

Después de ir de un médico a otro para aliviar sus síntomas de Acúfeno, finalmente decidió tomar un nuevo método: decidió recurrir a un tratamiento homeopático. En primer lugar, encontró un médico homeópata en su zona y comenzó a discutir la manera en que podría fortalecer su sistema inmunológico y hacer que su cuerpo funcione de manera más eficiente, mientras investigaba la causa que originaba su Acúfeno.

Si bien el régimen de dieta y ejercicio en que estaba en efecto realizando, le estaban haciendo sentirse mejor (e incluso aliviando algunos de sus síntomas de Acúfeno en determinadas circunstancias), Alex decidió tomar un enfoque más agresivo y optó por la terapia de habituación. Con la suerte de encontrar un especialista certificado en su área que supervisó su tratamiento, Alex comenzó la ardua y larga tarea de descubrir que conexiones emocionales generaban su Acúfeno y reentrenar su cerebro para romper el ciclo de memoria.

Aunque en un principio creyó que el daño a sus oídos era la causa de los ruidos constantes que oía, pronto supo que un acontecimiento traumático en su vida anterior a la aparición de los síntomas era lo que realmente estaba causando el ruido. Este entendimiento, junto con la terapia de habituación concreta, ayudó a Alex a trabajar sus emociones y romper el ciclo de memoria que repetía constantemente ruidos en su cerebro y oídos.

Sin embargo, aún deseoso de encontrar alivio, mientras que el trabajo real de la habituación iba progresando, Alex decidió recurrir a un método más para su Acúfeno: la acupuntura. Esto le ayudó a reequilibrar las energías de su cuerpo y reducir el estrés.

Alex comenzó a encontrar alivio a sus síntomas, y se sintió cómodo sabiendo que una cura estaba en camino. Confiaba en que finalmente encontraría alivio permanente a sus síntomas - ¡lo hizo! Como tantos otros supervivientes de Acúfenos, Alex usó una variedad de opciones de tratamientos para obtener el alivio que anhelaba - y merecía.

No fue siempre un camino fácil, admite que buscar más allá de la medicina convencional es lo que finalmente lo curó de su Acúfeno y los estragos que estaba creando en su vida.

La Historia de June

Pareció haber venido de la nada. Un día June estaba disfrutando de una tarde tranquila en su jardín, y al día siguiente se dio cuenta de una leve sensación de zumbido en el oído derecho. Al principio no le molestaba mucho. Después de todo, ella los había oído de vez en cuando en el pasado cuando se presentaban sus alergias ocasionalmente, o tenía un fuerte resfriado. Pero esta vez fue diferente. El ruido no se iba y parecía estar haciéndose más fuerte. Dentro de unos días, ella estaba experimentando dolores de cabeza insoportables y comenzó a temer lo peor, así que se dirigió al doctor para un chequeo.

Después de un examen rápido, el médico le aseguró que nada serio estaba mal, y la envió a su casa, asegurándole que el ruido era temporal, probablemente inducido por las alergias, y que desaparecería en un día o dos. Pero no fue así.

En poco tiempo, June no podía dormir. Se sentía ansiosa y nerviosa todo el tiempo, y estaba comenzando a sentir como si el ruido en su cabeza estaba apoderándose de su vida. La depresión estaba extendiéndose y ella sabía que necesitaba ayuda. Sin embargo, su médico de familia no le ofrecía soluciones, de modo que ella se dirigió a los especialistas, otorrinolaringólogos locales. Allí, se sometió a una serie de pruebas de audición, una resonancia magnética e inclusive una tomografía computarizada. Todas mostraron que absolutamente no había nada médicamente mal en ella. Fue entonces cuando finalmente llegó el diagnóstico: Acúfeno.

"Genial, pensó. Ahora podemos tratarlo". Sin embargo, ella se decepcionó cuando el médico le dijo que realmente no había cura para el Acúfeno, y ella simplemente tendría que "aprender a vivir con él".

"Pensé que estaba loca", confesó ella posteriormente. "Quién podría vivir con el ruido incesante que estaba escuchando. ¡Estaba segura de que si no podía conseguir que se detenga, me volvería loca! "

Entendiendo su desesperación, y sus signos evidentes de depresión, el otorrinolaringólogo empezó probando todo tipo de fuertes antidepresivos y anticonvulsivos en ella, pero ninguno ofreció el más mínimo alivio.

Temiendo lo peor, June comenzó a caer en una depresión más profunda. Ella se apartó de la gente en su vida y, literalmente, se encerró en su casa, concentrándose solo en los ruidos en sus oídos. Las cosas estaban empeorando y ella lo sabía.

Fue entonces cuando su hija le sugirió la hipnoterapia para aliviar su ansiedad y tal vez incluso proporcionarle algún alivio. No obstante, ella dudaba si le ayudaría - después de todo, nada de lo que el médico le había dado aliviaba su sufrimiento. June acordó reunirse con la hipnoterapeuta de todos modos. ¡Qué sorpresa!

Lo primero que notó June fue la seriedad con que la hipnoterapeuta tomó sus síntomas. Ella escuchó con atención mientras June describió cómo había comenzado su Acúfeno y cómo había progresado. La terapeuta le formuló todo tipo de preguntas sobre cómo se sentía justo antes y después de un ataque, y hasta lo que comía regularmente. Para su sorpresa, la hipnoterapeuta hizo dos diagnósticos: el primero que su Acúfeno era una reacción a un accidente de auto que había experimentado unas semanas antes de que surgieran sus síntomas.

No, ella no había resultado herida en ese choque automovilístico menor, pero las emociones que su cerebro relacionaba con lo sucedido, habían creado un bucle de memoria de los sonidos que escuchó justo antes del accidente. Esto incluyó un pájaro cantando, una bocina, la música de un camión de helados e incluso algunos niños riendo y jugando en un parque enfrente. Ahora, cada vez que oía estos sonidos (o similares), su cerebro le decía al resto de su cuerpo que el peligro acechaba, haciendo que pase a su respuesta natural de lucha o huida, reproduciendo así los sonidos en su cabeza una y otra vez.

La segunda cosa que la hipnoterapeuta reveló fue una posible alergia a los alimentos o reacción cuando June comía cítricos. Pues su Acúfeno era más pronunciado en la mañana después del desayuno (momento en que ella comía normalmente un pomelo y tomaba un vaso de 8 onzas de jugo de naranja), la terapeuta sugirió que los cítricos en su dieta podría estar agravando sus síntomas.

Para ayudar a aliviar su dolor (y el ruido en su cabeza), June eliminó todos los cítricos de su dieta, y a la vez comenzó sesiones de hipnoterapia en forma regular. Conforme lo había indicado la terapeuta, los ataques matutinos de ruidos agudos fueron cesando en pocos días. Si bien June aún podía oír el Acúfeno, el volumen y la frecuencia no era tan debilitante una vez que se hizo este simple cambio en la dieta. Pero eso fue sólo el comienzo.

A las pocas semanas de iniciar su hipnoterapia, June comenzó a notar que los ruidos que estaba escuchando ya no estaban creando tanto problema en sus nervios. Sí, el ruido seguía allí, pero se estaba pareciendo más a una simple molestia y era cada vez menos una amenaza para su bienestar. En poco tiempo, apenas se dio cuenta en absoluto, y en unos meses, no había absolutamente ningún ruido. Ella admite que la progresión fue tan sutil que realmente no puede determinar con precisión el momento exacto cuando el ruido cesó por completo. "Lo único que sé es que un día me di cuenta de que había desaparecido. Qué alivio. Yo era libre al fin. Ahora me puedo sentar en mi porche trasero y disfrutar de la paz y la tranquilidad una vez más".

La Historia de Doc

"Yo soy médico, así que sabía que no me estaba volviendo loco - los sonidos en mi cabeza eran reales - pero aún sentía como si yo fuera..." y así comienza el relato de Doc sobre su lucha con el Acúfeno.

Siendo un médico de medicina general él mismo, Doc sabía todas las razones médicas por las que puede haber comenzado a escuchar un incesante zumbido y pitido en su oído izquierdo, pero después de no poder establecer claramente una causa exacta, se quedó preguntándose si las opciones tradicionales de tratamiento iban a funcionar.

"Claro, hay medicamentos que podrían ayudar, pero dudé conocer tanto sobre los efectos secundarios como el estigma asociado con muchos de los medicamentos utilizados para tratar el Acúfeno", explicó. "Así que empecé a sumergirme en cientos de estudios sobre el Acúfeno que se estaban llevando a cabo en todo el mundo en busca de respuestas".

Lo que averiguó Doc fue asombroso. En un estudio se enteró de que casi la mitad de todos los pacientes con Acúfeno que recurrían a terapias psiquiátricas con drogas encontraron alivio – ¡ello dejaba a un 40% - 50% sin esperanza - o ayuda!

Después, él empezó a buscar razones por las que algunas personas tendían a tener más dificultades para hacer frente a los ruidos en su cabeza. Su investigación mostró que los que presentan mayores niveles de estrés y ansiedad a menudo presentan más malestar por su Acúfeno que otros. Eso podría explicar por qué alguien con ruidos de Acúfeno de 70 decibeles puede padecer un insoportable malestar, mientras que otra persona con el mismo volumen y frecuencia apenas nota el sonido.

Esto también le ayudó a comprender mejor que el Acúfeno no es siempre un problema en el oído, sino que a veces puede ser causado por un trastorno en el cerebro emocional.

Eso es lo que le llevó a buscar otras opciones de tratamiento homeopático alternativo para las personas que sufren con Acúfeno, y donde no era el resultado de una lesión, enfermedad o alguna otra malformación del oído. Para su sorpresa, se enteró de cuánto alivio podría experimentar fortaleciendo el sistema inmune para guiar el cuerpo hacia una salud óptima; usando la hipnosis para romper el bucle de memoria que vincula las emociones del Acúfeno al cerebro que le está diciendo a los oídos que "oye" un sonido específico una y otra vez, y haciendo sonidos con ruido blanco e incluso reprogramando el cerebro con la terapia de habituación. Todos estos métodos, utilizados por separado o en combinación con otro, llevaron a Doc a creer que en efecto podría encontrarse una cura para su ruido.

Su búsqueda no fue fácil. Tomó casi dos años, y hubo un montón de intentos fallidos en el camino, pero Doc finalmente encontró la combinación adecuada de terapia a base de hierbas, dieta, ejercicio, reducción del estrés, acupuntura y enmascaramiento que finalmente alivió sus síntomas y le ayudó a dejar de prestar atención a su Acúfeno de una vez por todas. Claro, hay días en que él dice que su cerebro recibe lo mejor de él y él empieza a oír el bajo estruendo de su ruido de Acúfeno. Pero, él dice que puede fácilmente centrar su atención en alguna otra cosa, mientras se toma el tiempo de reconocer los factores que lo desencadenan (y evitarlos) y, finalmente, lograr controlar nuevamente su Acúfeno.

Si bien su recorrido a través del Acúfeno no siempre ha sido fácil, Doc está contento de haberlo transitado pues ahora, puede decir honestamente a sus propios pacientes que si existe ayuda: si usted es persistente y paciente, será capaz de liberarse del ruido y disfrutar de una vida más tranquila una vez más.

CUARTO CAPÍTULO:

ACÚFENO Y EL CEREBRO EMOCIONAL

Comprender la manera en que el cerebro almacena información sensorial es vital para reducir los síntomas de Acúfeno y encontrar su propia "cura".

LA PERCEPCIÓN FANTASMA

Comencemos hablando de la percepción fantasma del Acúfeno. ¿Alguna vez has oído hablar de alguien a quien le han amputado una extremidad, gritando de dolor por una extremidad que ya no está conectada a su cuerpo? ¿Es este dolor fantasma real? ¡Por supuesto que lo es! La investigación ha demostrado que el dolor que siente el paciente es tan real como lo era cuando la extremidad estaba conectada. ¿Por qué? Porque el cerebro sigue "recordándolo" y envía esos avisos de dolor al resto del cuerpo.

El mismo fenómeno ocurre en lo que respecta al Acúfeno: el cerebro recuerda ciertos sonidos y continúa enviando las señales de escucharlo, incluso cuando el sonido no se da en el medio ambiente. Este "falla" en las conexiones neuronales en el cerebro crea el sonido en los oídos y en la cabeza del paciente una y otra vez. La única manera de detener el sonido es romper el lazo que las neuronas y el cerebro han creado. Esto se puede, modificando el cableado del cerebro del paciente mediante técnicas específicas de hipnosis y la terapia de habituación.

¿TODO ESTÁ EN EL OÍDO?

Durante años, la gente ha creído que el Acúfeno es un problema de audición o del "oído", cuando en realidad, la investigación reciente ha revelado que es más un fenómeno del cerebro emocional.

El cerebro es una cosa asombrosa. Es donde realmente "oímos". El cerebro no sólo almacena los recuerdos y experiencias (incluyendo los sonidos), sino que le dice a los oídos que escuchen esos sonidos. El oído es un mero conducto de ondas sonoras, es el cerebro el que realmente toma las ondas eléctricas y crea el "sonido" que nos rodea.

Mucho después de que alguien se vuelve sordo, a menudo refieren escuchar sonidos en sus sueños. ¿Cómo es esto posible si su nervio auditivo no funciona? Esto puede ocurrir porque su cerebro está recordando o escuchando los sonidos que se han quedado en su cabeza. Es el mismo fenómeno que crea - o más bien *recrea* – los sonidos del Acúfeno.

Al darse cuenta de que su Acúfeno puede de hecho ser más una cuestión del cerebro que una cuestión de oído, usted puede comenzar a tratar el cerebro para disminuir el volumen del sonido que escucha, y también para enseñar la respuesta emocional a este.

Reentrenar el cerebro no es fácil. Se necesita tiempo, paciencia y un profesional calificado. ¡Pero se puede hacer! El objetivo del tratamiento de su Acúfeno no tiene sentido, a menos que pueda entrenar el cerebro para dejar de concentrarse en los sonidos que crea. También debe entrenar el cerebro para desviar la atención a otras áreas.

LAS TRES CATEGORÍAS QUE CAUSAN EL ACÚFENO

Hay una serie de cosas que en última instancia pueden causar el Acúfeno. Sin embargo, puede decirse que en la mayoría de los pacientes, los síntomas se originan en una de las siguientes tres categorías de causas principales:

1. **Medicamentos Ototóxicos.** Aunque la mayoría de los medicamentos están destinados a erradicar los síntomas, a veces los medicamentos pueden tener un efecto tóxico, y esto puede causar dolencias como el Acúfeno. Los medicamentos antiinflamatorios como el ibuprofeno parecen tener un grave efecto sobre la audición y debe interrumpirse si comienzan a aparecer síntomas de Acúfeno después de tomar este medicamento. La buena noticia es que, el Acúfeno inducido por un medicamento tiende a desaparecer si el medicamento es descontinuado.

2. **Trastornos y Enfermedades Físicas.** Además de los trastornos reales de los oídos y/o el cerebro, otros problemas físicos también pueden causar el Acúfeno.

Algunos de los más comunes incluyen:

· La Diabetes y la Hiperinsulinemia - Esto puede crear una reducción del flujo sanguíneo en el oído, lo que causa una deficiencia de nutrientes en las células ciliadas que transmiten las ondas sonoras al cerebro. Se ha informado que hasta el 84% de los pacientes con Acúfeno pueden experimentar los síntomas debido a este problema, lo que hace aún más importante el regular sus niveles de glucosa.

· Otosclerosis - Una afección del oído que se puede corregir con cirugía para extirpar uno de los tres pequeños huesos del oído llamado estribo, y luego se reemplaza con una prótesis.

· Enfermedad de Menicre, Alergias, Alteraciones de Presión Arterial y más - Dado que muchos de estos trastornos médicos comunes se han vinculado a la aparición de

Acúfenos, es importante discutir sus síntomas con su médico para determinar si un trastorno médico subyacente podría ser la causa de sus síntomas. A menudo, el tratamiento de la afección aliviará el zumbido del Acúfeno que está escuchando.

3. **Trauma Físico.** El oído interno es muy delicado y se puede dañar fácilmente, y esto puede causar ya sea Acúfeno temporal o permanente. Usted no tiene que haber estado implicado en un grave accidente para resultar lesionado. Algo tan simple como la acumulación de cerumen en exceso puede dañar el oído interno. Incluso un cambio repentino en la presión barométrica (del aire) debido a una fuga de aire o incluso un deporte acuático puede causar un zumbido en los oídos. Aunque esto es generalmente temporal, a veces el daño podría ser más severo y podría continuar.

EL ACÚFENO Y EL OÍDO INTERNO

Los problemas en el oído interno pueden causar de hecho Acúfeno (como ya hemos aprendido), pero cuando no se puede detectar un mal funcionamiento en el oído, es el momento de dirigir su atención al cerebro para diagnosticar el problema y tratarlo con éxito.

EL ACÚFENO Y EL CEREBRO EMOCIONAL

Hay un estrecho vínculo entre el Acúfeno y la emoción. Me explico. Se cree que en muchos casos, el Acúfeno es un resultado directo del miedo o una emoción similar como la ansiedad y el pánico que se experimenta cuando se oye un cierto sonido.

Digamos que usted lamentablemente tuvo un accidente automovilístico terrible. A medida que el accidente se produce, una serie de emociones inundará su cuerpo (y el cerebro), y usted escucha una infinidad de sonidos (rechinamiento de neumáticos, bocinas que suenan, la gente gritando; metales crujiendo, etc.). Al experimentar la emoción relacionada a la escena, se envía al tronco del encéfalo donde el cerebro regula las respuestas de supervivencia. Una vez allí, la emoción provocada por el sonido se transfiere entonces al tálamo, que actúa como una estación de relevo entre los oídos y la corteza auditiva. Desde allí, se bifurca a las amígdalas, el hipocampo, la corteza auditiva o el lóbulo temporal, donde los sonidos son clasificados y guardados.

Y mientras todo esto está sucediendo, cada lugar al que viaja el sonido tiene que tomar una decisión. ¿Es peligroso? ¿Provoca una respuesta de miedo, etc.? Por ejemplo, si el ruido causa miedo, el hipotálamo puede generar una alarma, liberando hormonas importantes que tienen por objeto regular las reacciones de lucha o huida de nuestro cuerpo. Mientras tanto, otras partes del cuerpo comienzan a liberar sus propias sustancias químicas y hormonas que son necesarias para la supervivencia. Esto esencialmente vincula el ruido a un sentimiento de miedo y ansiedad dentro del cerebro y en respuesta, cada vez que usted oye ese ruido en el futuro, su cuerpo va a reaccionar de una manera similar. Con el tiempo, esta mayor sensibilidad y las respuestas del cuerpo pueden debilitar el sistema inmunológico del paciente y las emociones.

Para empeorar las cosas, una vez que el cerebro crea una conexión emocional con el ruido, se crea un bucle de memoria permanente, que continuamente lo va a reproducir, haciendo que usted escuche el sonido una y otra vez, día o noche, aun cuando el ambiente que le rodea este en silencio o no. Tenga en cuenta que no necesariamente tiene que ser un acontecimiento traumático el que crea este "bucle de ruido constante" en su cabeza. Simplemente tiene que ser un ruido que está conectado a una emoción el que desencadena las respuestas naturales del cuerpo. Esta es la razón por la que las personas que sufren de Acúfeno continuan escuchando el ruido en su cabeza mucho después de que el ambiente alrededor de ellos se ha calmado. Su cerebro sigue ejecutando el bucle de ruido, a pesar de la ausencia de un ruido "verdadero".

Esa es una de las razones por las cuales el Acúfeno puede ser tan difícil de tratar con la medicina tradicional. En pacientes en los que los ruidos provienen de una reacción emocional en el cerebro, nada puede parar el ruido hasta que el lazo se rompa y se trate la respuesta emocional creada dentro del cerebro mismo. Esto se realiza mejor con una combinación de hipnosis, psicoterapia, cambios de comportamiento y medicamentos, que discutiremos posteriormente.

EL VOLUMEN Y LA FRECUENCIA DE LOS SONIDOS QUE ESCUCHA

¿Por qué es que algunas personas sufren sin cesar de estos ruidos en un determinado volumen y frecuencia, mientras que a otros apenas les causa molestias? El cerebro tiene mucho que ver con la forma en que un paciente reacciona al volumen y frecuencia de su Acúfeno. Si ellos permiten que sus emociones los controlen, entonces es probable que tengan una reacción más severa inclusive a ruidos con un menor volumen y nivel de frecuencia. Por otra parte, si una persona es capaz de decirse a sí mismo que el Acúfeno no le molesta, definitivamente será capaz de hacer frente a los síntomas con mucha más facilidad.

Para entender mejor la conexión entre la reacción de un paciente (y la angustia) a su Acúfeno y su volumen y frecuencia de sonido, los doctores Jane Henry y Peter Wilson llevaron a cabo un estudio de investigación en 1995 en Australia, que reportó los siguientes resultados:

· Los que lidian bien con el Acúfeno tienden a usar su ansiedad en su beneficio.
· Aquellos que tienen dificultades para hacer frente a sus síntomas a menudo experimentan depresión leve a severa.
· El Acúfeno muy alto suele dar lugar a algún tipo de angustia experimentado por el paciente.
· Las personas que experimentan niveles moderados de Acúfeno no suelen señalar síntomas de angustia perceptibles.
· Si un paciente con Acúfeno se siente más angustiado, es más probable que vaya a sufrir de depresión continua asociada con el trastorno.
· Los pacientes que están muy angustiados por sus síntomas de Acúfeno señalan más pensamientos negativos en relación al desorden.

- Los pensamientos negativos sobre el trastorno tienden a limitarse al Acúfeno, y no se extienden a pensamientos acerca de la vida general del paciente.
- Si bien la depresión se asocia con el Acúfeno, no se considera un trastorno depresivo.
- Algunas personas pueden verse seriamente limitadas por su Acúfeno, y puede permitir que interfiera con sus actividades normales o regulares.

COMPRENDIENDO Y ROMPIENDO EL CÍRCULO VICIOSO DEL ACÚFENO

El Acúfeno puede ser un círculo vicioso que tiende a enfrentar las emociones de un paciente. Por ejemplo, un paciente puede encontrarse deprimido debido a las limitaciones producto de sus síntomas, y los síntomas pueden empeorar debido a los sentimientos de depresión. O bien, un paciente puede sentirse estresado y abrumado por los ruidos constantes que lo bombardean y luego descubrir que el estrés es uno de los principales factores que desencadena el Acúfeno. Esto puede hacer que sea aún más difícil romper el ciclo del bucle de memoria que puede estar causando los síntomas en primer lugar.

Afrontar el hecho que los ruidos que usted escucha son efectivamente reales (aunque ya no estén presentes en su entorno), y que usted no se está "volviendo loco", puede ayudarle en gran medida a superar sus síntomas con facilidad. La clave para superar el Acúfeno es entender que usted está escuchando un recuerdo de sonido siempre presente. Una vez que entienda esto, tendrá la mente más abierta a las sugerencias que vienen para ayudarle a romper este bucle de memoria y finalmente liberarse de los ruidos en su interior.

Usted puede ciertamente desconectarse de su Acúfeno de una vez por todas, si entiende que lo está causando, y puede tratar las conexiones emocionales que su cerebro ha utilizado para reproducir los sonidos que una vez escuchó una y otra vez.

QUINTO CAPÍTULO:

EL MÉTODO HOLÍSTICO DE 5 PASOS PARA DESHACERSE DE SU ACÚ FENO

Desconectarse de su Acúfeno es probablemente un método integral, que debería abarcar varios aspectos a la vez: cualquier preocupación médica que pueda estar causando los síntomas; deformidades o problemas físicos, medicamentos que podrían estar empeorando los síntomas, y por supuesto la conexión emocional con el cerebro.

La mayoría de los pacientes encuentran que sus médicos prueban varios tratamientos diferentes antes de encontrar la combinación adecuada, aunque algunas personas responden mucho mejor al tratamiento holístico que a ninguna otra cosa.

Yo mismo utilice el siguiente método holístico de cinco puntos para encontrar alivio a mi Acúfeno, y no importa qué otras opciones de tratamiento usted esté siguiendo, no perjudicará (y muy probablemente sólo le ayudará) sus síntomas.

PASO 1:

COMPROBADOS CAMBIOS EN LA DIETA Y SUPLEMENTOS VITAMÍ NICOS/PLANTAS MEDICINALES PARA COMBATIR EL

ACÚFENO

¿Puede su dieta realmente afectar la gravedad de su Acúfeno, o el nivel que puede alcanzar? ¡Los estudios dicen que sí! Los alimentos que usted come pueden afectar sus síntomas, ya sea aumentando o disminuyendo su gravedad. Aprender qué alimentos comer puede requerir muchas pruebas, ensayos y errores, ya que cada persona reacciona a los alimentos y otras sustancias de manera diferente. Vamos a discutir algunas reglas nutricionales importantes que se deben seguir en este capítulo.

Aunque no existe una dieta específica destinada, a mantener bajo control el Acúfeno, una cosa es cierta, y es que, consumir una dieta nutritiva y balanceada le ayudará a disminuir los niveles de estrés y mejorar su sistema inmunológico - los dos aspectos importantes del tratamiento de cualquier tipo de trastorno médico, incluyendo el Acúfeno.

Es posible que nunca se haya dado cuenta que los alimentos que usted come están afectando su Acúfeno, y por lo tanto pueden ser utilizados para su tratamiento. Una vez que comience a registrar su consumo de alimentos y los síntomas que experimente después, comenzará a notar patrones que se pueden utilizar para reducir los sonidos que escucha. Aprender qué alimentos son buenos para usted y cuáles le incrementan el ruido, puede hacer una gran diferencia en el nivel en que su Acúfeno finalmente interferirá con su vida.

CÓMO LAS ALERGIAS A LOS ALIMENTOS PUEDEN AGRAVAR SU ACÚFENO

Pero primero, vamos a hablar del papel que desempeñan las alergias a los alimentos en su lucha con el Acúfeno. Existe cierto debate sobre si ciertos alimentos afectan el Acúfeno porque el paciente sufre de algún tipo de alergia a los alimentos, o si es de hecho el propio alimento el que provoca los problemas de audición. Sin embargo, hay evidencia que sugiere que las alergias alimenticias pueden causar inflamación crónica o incluso una infección en el oído, y esto puede ciertamente provocar pérdida de audición y síntomas de Acúfeno. Los alimentos más comunes que pueden causar reacciones alérgicas entre los que sufren de Acúfeno son:

· trigo
· productos de soya
· leche
· huevos
· cacahuates (Maní)

La mejor manera de determinar si un alimento (con independencia de una alergia o no), viene afectando sus síntomas de Acúfeno es llevando un registro del nivel de sus síntomas, y tratar de relacionar cualquier alimento específico que se vincule a un aumento de ruido en su oído. Si usted sospecha que un alimento pueda estar agravando sus síntomas, tendrá que eliminarlo de su dieta durante un par de semanas para ver si su Acúfeno mejora o no.

UNA DIETA SALUDABLE PARA ALGUIEN CON ACÚFENO

Ya lo ha escuchado antes y se lo vamos a decir nuevamente: ¡La dieta más saludable es una bien balanceada! No importa si usted sufre de Acúfeno o no, si quiere que tu cuerpo funcione correctamente, necesita darle combustible de primera calidad. Eso incluye alejarse de la comida chatarra que está llena de calorías vacías, y aumentar su consumo de alimentos sanos ricos en vitaminas, minerales y proteínas.

Muchos médicos que tratan el Acúfeno creen que la Dieta Mediterránea, que consiste en forma general de alimentos preparados frescos, que incluye muchas frutas y verduras, granos enteros, frijoles y nueces funciona muy bien.

La dieta se ha vuelto extremadamente popular como una manera de mantener un peso saludable. Es rica en pan o pasta integral, frutas, verduras, aceite de oliva, queso y yogurt que se deben ingerir todos los días, pescado, huevos y dulces servidos varias veces a la semana, y carne roja que debe ser consumida varias veces al mes. Por supuesto, mucha gente cree que el aumento del consumo de carne roja es aún mejor en el tratamiento del Acúfeno debido a los altos niveles de proteínas que ofrece. El punto es que, si usted sufre de Acúfeno, tendrá que tener especial cuidado de su salud en general, por lo que debe comer una dieta bien balanceada.

ALIMENTOS QUE EVITAN EL ACÚFENO

Sí, quizá no existe ninguna prueba científica que diga que el consumo de ciertos tipos de alimentos reducirá el zumbido del Acúfeno en su cabeza. Pero se ha demostrado que las deficiencias nutricionales están ligadas a ciertos daños de los nervios auditivos, que puede contribuir a ello. Para evitar una de estas deficiencias, asegúrese de comer muchos alimentos que sean ricos en estos nutrientes importantes:

- **Vitamina A -** para obtener suficiente Retinol (vitamina A), asegúrese de comer muchas verduras frescas y amarillas, aceite de hígado de bacalao, hígado, leche y mantequilla.

- **Vitamina D –** puede obtener esta vitamina cuando la piel está expuesta a la luz solar. También puede obtener vitamina D consumiendo aceite de hígado de bacalao, yema de huevo y crema.

- **Hierro –** para evitar la deficiencia de hierro, asegúrese de comer abundante carne roja, pollo, pavo, hígado y ostras.

- **Zinc –** para obtener suficiente zinc en su dieta, coma estos alimentos importantes: ostras, cordero, semillas de calabaza, huevos, leche y frijoles.

- **Manganeso --** un oligoelemento que se encuentra en algunas formaciones rocosas, todo el mundo necesita una pequeña cantidad de este su dieta diaria para mantenerse saludable. Pero recuerde que las cantidades excesivas de esta sustancia pueden ser muy peligrosas. Sin embargo, es importante ingerir entre 2,5 y 5 mg. de alimentos con alto contenido de manganeso (plátanos, apio, cereales, vegetales de hojas verdes, frijoles, nueces y granos enteros) en su dieta diaria.

Otros Alimentos que Debe Comer

Además de los alimentos mencionados anteriormente, es importante comer una buena cantidad de los siguientes alimentos para asegurarse de que está recibiendo la nutrición que necesita para combatir sus síntomas de Acúfeno:

- **Cereales sin Gluten**, como el mijo, la quinua y el amaranto son un sustituto maravilloso para los productos de trigo, que ha sido vinculado a un aumento de los síntomas en algunas personas.

- **Yogurt** – uno de los mejores alimentos para fortalecer su sistema inmunológico, el yogurt contiene una bacteria viva que es esencial para mantener su cuerpo en plena forma. Busque marcas que contengan probióticos y cultivos vivos tales como Lactobacillus acidophilus o Bifidobacterium. Dosis diaria recomendada: ¾ taza (175ml).

- **Ajo** – el ajo ha sido promocionado en los últimos años como un amplio protector de la salud, probablemente debido a que contiene poderosos compuestos como la alicina, ajoeno y tiosulfinatos que pueden ayudar a su cuerpo a combatir las bacterias, virus y una variedad de otras infecciones. Si bien usted puede hallar suplementos de ajo en la mayoría de tiendas naturistas, muchas personas prefieren simplemente añadirlo a sus recetas regulares para disfrutar su sabor y a la vez obtener los beneficios que aporta a la salud.

- **Zanahorias** – Las zanahorias no sólo son buenas para sus ojos, ¡Son buenas para todo su cuerpo! Contienen altos niveles de beta caroteno que ayuda a su cuerpo a combatir las infecciones. Simplemente agregando una taza y media (o 1 zanahoria grande) a su dieta diaria, puede estimular su sistema inmune enormemente.

- **Soya (y productos de soya)** – La soya es una gran fuente de importantes antioxidantes, los cuales son conocidos por aumentar la producción de células B que ayudan a su cuerpo a producir anticuerpos importantes para combatir las enfermedades e infecciones

Nota Especial: Si bien un consumo moderado de productos lácteos y carnes rojas puede brindar a su cuerpo los nutrientes que necesita para luchar contra el Acúfeno es importante comer sólo productos ecológicos procedentes de fuentes orgánicas de pastoreo para evitar los efectos tóxicos de las hormonas y antibióticos que se encuentran en las carnes y los productos lácteos tradicionales. Los que sufren de Acúfeno también puede desear evitar el consumo de productos lácteos derivados de las vacas, optando por productos ovinos y leche de cabra.

ALIMENTOS PERJUDICIALES PARA EL ACÚFENO

Así como hay alimentos que debe incluir en su dieta para mantener sus nervios auditivos funcionando correctamente y el oxígeno bueno fluyendo a su oído interno, hay algunos alimentos que deben ser evitados por algunas personas. Pero recuerde que estos alimentos no pueden afectar a todas las personas con Acúfeno. Éstos son algunos alimentos que se han relacionado con el aumento del zumbido del Acúfeno en algunos pacientes y por lo tanto deben evitarse hasta que se haya determinado la alergia o sensibilidad a ellos:

Bebidas con cafeína como el café, el té y las gaseosas pueden aumentar el zumbido del Acúfeno al crear altibajos no naturales, que pueden aumentar la ansiedad, el estrés e incluso la depresión en algunas personas.

Cacao, que se encuentra en el chocolate y los pasteles también puede estimular los efectos, y esto puede aumentar la sensibilidad de los sentidos ya demasiado sensibles, como el oído.

Grasas saturadas pueden aumentar su presión arterial, que es una causa directa de Acúfeno. También puede aumentar las grasas en la sangre que pueden restringir el oxígeno y los nutrientes en el oído interno, provocando la pérdida de la audición.

Alcohol puede aumentar los síntomas en algunas personas (especialmente en aquellos que reaccionan al alcohol, ya que los estimula). Sin embargo, también puede ayudar a aquellos que descubren que el consumo de alcohol tiene un efecto calmante en su cuerpo. Sólo usted puede medir su propia sensibilidad al alcohol y determinar si es o no es malo para su Acúfeno.

Sodio, (sal) se ha relacionado con el aumento de los síntomas en algunos pacientes. Cuando usted está tratando de limitar la sal, asegúrese de revisar los alimentos procesados que están comiendo respecto a los niveles de sodio, ya que algunas veces ese puede ser muy alto en los alimentos preparados.

Azúcar también se ha relacionado con pérdida de la audición y un aumento del zumbido del Acúfeno. Al igual que otros estimulantes, el exceso de azúcar puede reducir los vasos sanguíneos en el oído interno, reduciendo la cantidad de oxígeno que recibe, lo que provoca problemas de audición.

Productos lácteos y a base de trigo pueden aumentar los síntomas en algunas personas si una alergia a estas sustancias está presente en el cuerpo. Siempre es mejor consumir productos lácteos orgánicos que no contienen hormonas ni antibióticos, respecto a los que proceden de leche de ovejas o de cabra.

Cítricos. Nadie sabe exactamente por qué las frutas cítricas como las naranjas y los pomelos parecen aumentar el zumbido del Acúfeno, pero muchos pacientes reportan una disminución de los síntomas tras la eliminación de los cítricos en su dieta.

LO QUE DEBE HACER PARA ALIVIAR SU ACÚFENO

Mantenga un registro detallado de síntomas - esta es una de las mejores cosas que puede hacer para ver si los alimentos que come de hecho vienen afectando su Acúfeno o no.

Usted debe registrar meticulosamente todo lo que ingiere (incluyendo alimentos, bebidas y medicamentos) durante un par de semanas o meses. Además, usted querrá hacer anotaciones sobre otras cosas que pueden afectar sus síntomas como el estrés, la fatiga u otros que estén causando los problemas. Una vez que comience a mantener el registro, es probable que vea un patrón de las cosas que pueden estar provocando más ataques severos de Acúfeno, o puede incluso notar cosas que pueden ayudarlo. En cualquier caso, le ayudará a ver qué alimentos (si los hay) podrían estar contribuyendo al malestar de su Acúfeno.

SUPLEMENTOS HERBALES QUE PUEDEN AYUDAR

Las hierbas se han utilizado durante siglos para tratar toda dolencia conocida por el hombre – entonces ¿Por qué no el Acúfeno? Sin embargo, tenga en cuenta que si bien pueden ser útiles, las hierbas deben ser tomadas con cuidado porque pueden llegar a ser tóxicas si se consumen en las cantidades inadecuadas o durante demasiado tiempo.

Asegúrese de ver a un herbolario certificado para un tratamiento a largo plazo y permita que su médico de cabecera sepa qué hierbas está utilizando para suprimir los síntomas de Acúfeno.

¿No está seguro de que hierbas son las mejores para el tratamiento de Acúfeno? Aquí le presentamos algunas que han funcionado bien para la mayoría de los pacientes:

Gingko Biloba

Si usted sufre de flujo sanguíneo restringido en el oído, Gingko Biloba puede ser la respuesta. Gingko Biloba, una de las hierbas más populares utilizadas para tratar el Acúfeno, promueve el flujo sanguíneo y la circulación en el oído interno; protege su organismo del daño celular por los radicales libres, y bloquea los efectos de factores sanguíneos o plaquetarios. Todo esto se puede utilizar para disminuir el ruido de Acúfeno en algunas personas.

Se encuentran en la mayoría de tiendas de alimentos naturales tanto en elixir, extracto como en pastillas, no obstante el tratamiento puede tardar varias semanas. Así que debe mantener su paciencia cuando se encuentra en este método de tratamiento.

Café Crudo

La pregunta natural es - si se supone que debe dejar de consumir cafeína, ya que empeora sus síntomas, ¿por qué utilizaría Café Crudo para tratar el Acúfeno? El hecho es que una de las leyes más básicas de la medicina homeopática es que, usted debe tratar "con cosas semejantes". Aunque el consumo de café podría estimularlo, el Café Crudo en realidad se cree que funciona para calmar los nervios, y su ansiedad residual, para reducir el ruido del Acúfeno produciendo el efecto contrario de la cafeína.

Sello de Oro (Hydrastis)

Una de las hierbas más utilizadas en el mundo, el Sello de Oro es una raíz que se utiliza para reducir la viscosidad del moco del oído interno.

Al reducir el moco demasiado viscoso y favorecer el flujo de moco sano

en el oído, los pacientes pueden obtener alivio casi inmediato de muchos de los fuertes sonidos relacionados con el Acúfeno.

Cohosh Negro

Utilizado por los indios de América del Norte como la medicación estándar para una variedad de dolencias, el Cohosh Negro es ampliamente respetado como un remedio natural para el Acúfeno debido a su capacidad para aumentar la actividad vascular en el oído y a su alrededor. Recuerde que puede tardar de 2 a 4 semanas antes de observar mejoras cuando usted esté tomando esta hierba. Sin embargo, la mayoría de pacientes reportan por lo menos alguna mejoría después de unas semanas. La dosis recomendada es de 20 mg por día.

Gotas Óticas Herbales

Hay una variedad de gotas para los oídos a base de plantas que ahora están disponibles para los pacientes con Acúfeno, pero la única que ha demostrado su efectividad para reducir el zumbido y el pitido del Acúfeno es una fórmula llamada "Bio Ear". Estas gotas han sido desarrolladas en Suecia a base de aloe, raíz de ginseng, naranja amarga, raíz de diente de león, mirra, azafrán, hojas de sen, alcanfor, raíz de ruibarbo, raíz de cedoaria, raíz de cardo carlino y angélica.

Sésamo

Rico en hierro, potasio y magnesio, el Sésamo indicum ha sido utilizado por la medicina tradicional china desde hace generaciones para tratar el Acúfeno, así como para reforzar la salud en general. Una de las razones por las que puede ser efectivo en la reducción del ruido del Acúfeno es debido al hecho que puede bajar la presión arterial, que es una de las principales causas del Acúfeno. Sólo tiene que añadir la semilla a sus recetas regulares.

Lycopodium

Si usted experimenta sonidos de ecos debido a la pérdida auditiva, tal vez Lycopodium es la respuesta. Derivado del polvo amarillento de la planta verde musgo Lycopodium, el remedio es más recomendado para aquellos que sufren de alguna discapacidad auditiva aunada a su Acúfeno.

Cabro Vegatabilis

Al absorber las toxinas del cuerpo, este "tratamiento de carbón vegetal" en realidad no reduce sus síntomas de Acúfeno. Sin embargo, puede mejorar mucho otros síntomas que acompañan el Acúfeno incluyendo síntomas parecidos a la gripe, la congestión y el malestar estomacal.

Grafito

El grafito, un polvo conductor negro, generalmente se recomienda para pacientes que sufren de sordera en uno o ambos oídos debido a su Acúfeno.

Acido Salicílico

Si usted nota que sus síntomas de Acúfeno están aumentando después de tomar aspirina, puede que quiera evitar estos efectos mediante el uso de Acido Salicílico. También es bueno para los que experimentan un fuerte pitido o ronquido producto del Acúfeno.

Ginseng Siberiano

Conocido por sus propiedades curativas y la capacidad de restaurar el vigor, mejorar la salud en general, y estimular la capacidad del cuerpo para manejar mejor situaciones de estrés, a veces se utiliza en el tratamiento de Acúfenos que son generados por el estrés.

Raíz de Echinacea

Conocida como la más popular hierba nativa terapéutica de Norteamérica, la raíz de Echinacea trabaja haciendo más eficiente la labor de las células blancas de la sangre y los linfocitos en su lucha para invadir los organismos mediante la estimulación de la actividad de la célula. La dosis recomendada es de 500 mg. Tomar una vez al día durante 3-4 semanas, seguido de un descanso de 2 semanas de la medicación.

Ajo

El ajo es excelente para ayudar al cuerpo a combatir todo tipo de bacterias, virus y hongos. Rico en silicio, ajoeno y tiosulfinatos, el ajo es una manera sabrosa para combatir las enfermedades, y también mantiene el sistema inmunológico sano y fuerte.

Usnea

Una planta tipo vid larga verde musgo que crece en bosques frescos y húmedos en el noroeste del Pacífico, se caracteriza por presentar esporas Usnea que combaten las bacterias, las que la naturaleza utiliza para proteger el árbol que las acoge de las bacterias y hongos. Los mismos compuestos antibacteriales que protegen a los árboles en el bosque también combaten las bacterias y los hongos que pueden causar dolor en la nariz y la garganta en los seres humanos. Por lo general elaborada en forma de té o en pastillas para la garganta, es una gran hierba para eliminar el exceso de moco en la nariz, garganta y oídos.

¿QUÉ VITAMINAS NECESITA USTED PARA REDUCIR SU ACÚFENO?

La combinación adecuada de vitaminas en su dieta es esencial para evitar el zumbito del Acúfeno. El hecho es que, la gran mayoría de las personas que sufren de Acúfeno tienen algún tipo de deficiencia de vitamina, y la deficiencia de vitamina del complejo B se encuentra se ubica en la parte superior de esta lista.

Obtener las cantidades adecuadas de vitamina B-21, B-6 y B-12 pueden mejorar la actividad vascular y la circulación, que a su vez puede reducir la presión en sus oídos y detener los ruidos fuertes en su cabeza.

La vitamina E también contribuye a mejorar la circulación, lo que puede reducir el zumbido del Acúfeno. La vitamina A puede reducir su sensibilidad al zumbido del Acúfeno y también puede estimular el desarrollo adecuado de la estructura del oído. Obtener suficiente vitamina C es importante, ya que puede estimular su sistema inmunológico y fomentar la fortaleza de las células ciliadas cocleares, y esto puede ayudarle a prevenir cualquier daño que pueda ocurrir si usted está expuesto a ruidos fuertes. La vitamina C es también buena combatiendo infecciones del oído, que pueden causar futuros brotes de Acúfeno.

CÓMO PUEDE AYUDAR EL EJERCICIO

El ejercicio regular puede contribuir en gran medida a reducir sus síntomas de Acúfeno. Puede:

· reducir el estrés - un factor importante de Acúfeno

· mejorar su sistema inmunológico - que puede alejar la infección y la inflamación
· mejorar sus niveles de energía - que pueden ayudar a lidiar mejor con sus síntomas

· aumentar la circulación por todo el cuerpo - lo cual puede eliminar muchas de las enfermedades que contribuyen a causar el zumbido del Acúfeno incluyendo presión arterial alta, diabetes y más

· puede fortalecer todo su cuerpo - si usted está más sano y más fuerte, será menos probable que usted escuche ruidos excesivos en forma de Acúfeno.

Realizando Suficiente Ejercicio Todos los Días

El ejercicio no tiene por qué significar ir al gimnasio a las 5 en punto todas las mañanas. ¡Significa hacer un esfuerzo para levantarse del sofá y hacer algo! Puede significar tomar una clase de ejercicios aeróbicos, pero también puede significar dar un paseo por el vecindario en las mañanas y en las tardes, tomar una clase de baile, y por último sembrar el jardín; jugar al tenis, nadar, o realizar otras actividades basadas en ejercicios. Incluso pasear en bicicleta con sus hijos y jugar un partido o dos de béisbol en el barrio sirve. Está bien crear su propia rutina de ejercicios, siempre y cuando realice alguna actividad tres o cuatro veces a la semana durante al menos 30 a 45 minutos.

¿Aún no sabe cómo lograr tener tiempo suficiente para un régimen regular de ejercicios? Comience con estos sencillos cambios de estilo de vida:

- utilizar las escaleras en vez del ascensor

- estacione en el lugar mas alejado del centro comercial, supermercado, del centro de trabajo, etc.

- Use el baño de otro piso en el trabajo (y utilice las escaleras para llegar allí)

- haga algunos ejercicios de estiramiento o aeróbicos mientras ve su programa favorito de televisión

- pasee al perro (o el perro de otra persona)

- siéntese en el piso y juegue con sus hijos (o nietos)

PASO 2:

FUERTE SISTEMA INMUNOLÓGICO PLAN DE MEJORA PARA REDUCIR EL ACÚFENO

¿ QU É ES EL S IS TEMA IN MUN OLÓGI C O?

Vivimos en una cultura que está obsesionada con la eliminación de los gérmenes, y el uso de jabones antibacteriales y gel de manos que prometen la eliminación completa de gérmenes. Queremos vivir en un mundo sin los microbios que pueden invadir nuestro cuerpo a cada paso. Desinfectamos nuestras casas, nuestros carritos de las compras e incluso a nuestros hijos, pero lo que muchos no se dan cuenta es que, ya tenemos la capacidad para combatir la mayor parte de los peligros dentro de nuestro cuerpo: con nuestro sistema inmunológico.

Es cierto que entramos en contacto con todo tipo de microbios potencialmente peligrosos todos los días: las bacterias como la escherichia coli, los parásitos, las toxinas, los virus, todo ellos nos esperan en nuestro recorrido diario. No obstante, si usted tiene un sistema inmunológico sano, está listo para combatir inclusive a los peores atacantes y ¡ni siquiera se dará cuenta de que lo hizo!

Antes de hablar sobre el sistema inmunológico interno, le puede sorprender que su piel es una parte del sistema inmunológico exterior - esto es como una primera línea de defensa. Como el órgano más grande dentro de nosotros, nos protege contra las bacterias que de otra manera entrarían en nuestro cuerpo, ofrece protección contra el daño de los rayos del sol a través de las células melanocitos, y son las células de Langerhans las que alertan al sistema inmunológico cuando se presentan problemas. Sus lágrimas, moco y saliva también contienen enzimas que pueden destruir las bacterias. El moco puede atrapar a los atacantes del exterior antes de que puedan llegar a las células y ser enviadas al estómago, donde no son rivales para el ácido estomacal.

Los órganos comprendidos en el sistema inmunológico son:

- El Timo
- El Bazo
- El Sistema Linfático
- Médula Ósea

Estos órganos trabajan juntos para atacar a cualquier amenaza a nuestra salud que puedan percibir. El cuerpo está programado para reconocer cualquier material extraño que se encuentre en el torrente sanguíneo o en las células, y despliega el sistema inmunológico para matar a cualquier bacteria, virus o parásito que se haya introducido en el cuerpo.

¿CÓMO FUNCIONA EL SISTEMA INMUNOLÓGICO?

Ahora que sabemos lo que hace el sistema inmunológico, exploremos cómo se pone en movimiento este increíble sistema y cómo funciona, matando a cualquier microbio que ataque nuestros organismos y prolifere descontroladamente por todas partes. Cada componente tiene su propio trabajo que hacer, pero todos ellos realizan una función similar, para determinar qué células pertenecen al cuerpo y cuales están allí para hacer daño.

El sistema inmunológico es nuestra protección contra las enfermedades, pero un mal funcionamiento de este sistema puede causar problemas propios. En algunos casos, los microbios y bacterias dañinas se adhieren a las células sanas y el sistema inmunológico puede atacar en realidad a las células del cuerpo, en un esfuerzo por eliminar del cuerpo las bacterias o virus. En el caso de los trasplantes de órganos, se prescriben medicamentos para evitar el rechazo porque la respuesta inmediata del cuerpo ante el nuevo órgano será atacarlo. El sistema inmunológico reconoce el cuerpo extraño y trabajará duro para eliminarlo, antes de que pueda hacer algún daño.

Cuando el sistema inmunológico está sano y funcionando correctamente, es una fuerza poderosa dentro de nosotros. En el momento que nos lesionamos, se trate de un hueso roto, una raspadura o la picadura de un insecto, el sistema inmunológico se pone a trabajar para proteger nuestra salud y curar la lesión. Las protuberancias que se forman después de la picadura de un insecto o la inflamación alrededor de un corte son la evidencia física del trabajo que realiza su sistema inmunológico.

El Timo

El timo está ubicado en la cavidad torácica, cerca del corazón. Aunque generalmente no se considera importante para el sistema inmunológico de los adultos, es responsable de la producción de células T y es absolutamente esencial para el desarrollo de un sistema inmunológico saludable en los bebés.

El Bazo

El bazo filtra la sangre y comprueba la existencia de microbios extraños. Está situado en la parte superior izquierda del abdomen y produce linfocitos que proporcionan protección contra las enfermedades y reemplazan los glóbulos rojos envejecidos y desgastados.

El Sistema Linfático

Si usted va al médico con un resfriado o un dolor de garganta, el profesional generalmente revisar su cuello para ver si existen nodos linfáticos inflamados o glándulas. La inflamación de estos nodos, que son el extremo final del vaso linfático, es una indicación de que su cuerpo está siendo atacado por algún tipo de bacteria extraña y que su sistema inmunológico está actuando. El plasma sanguíneo transportado
por el sistema linfático es esencial para filtrar el líquido entre las células que se encuentra bajo ataque cuando una bacteria se encuentra en nuestros sistemas.

Médula Ósea

Las células madre son producidas en la médula ósea, y una vez que se desarrollan y se convierten en células maduras del sistema inmunológico, se distribuyen por todo el cuerpo. Las células madre han dado mucho que hablar en los últimos años porque son como una pizarra en blanco hasta que se les da un propósito, y los estudios llevados a cabo sobre ellas sugieren que las células madre sanas serán capaces de curar muchas enfermedades que han desconcertado a los científicos durante generaciones.

¿CÓMO TRABAJAN LAS CÉLULAS?

Usted puede recordar de sus clases de ciencias de hace muchos años que su sangre contiene glóbulos rojos y glóbulos blancos. Los glóbulos blancos realizan el trabajo de combatir las infecciones en el cuerpo, y no están limitados a un tipo de célula. De hecho, hay muchos tipos de glóbulos blancos y cada uno tiene un tipo especial de trabajo que hacer. Los glóbulos blancos incluyen:

Leucocitos Linfocitos Monocitos Granulocitos Células B
Células plasmáticas
Células T
Células T auxiliares
Células T asesinas
Células T reguladoras o supresoras Células asesinas naturales Neutrófilos
Eosinófilos Basófilos Fagocitos Macrófagos

No te preocupes, no habrá un examen sobre los tipos de células, pero debemos explorar lo que estas trabajadoras células del sistema inmunológico están haciendo en su cuerpo ahora mismo. Todas las células blancas de la sangre se enmarcan bajo la denominación de leucocitos, y se inician en la médula ósea como células madre. Una vez que migran y maduran, encuentran su vocación individual y se ponen a trabajar en el cuerpo formando parte del sistema inmunológico.

Linfocitos

Como su nombre indica, estas células hacen su trabajo en el sistema linfático y se dividen en células B y células T-. Las células B producen anticuerpos para destruir los gérmenes, mientras que las células T adoptan un enfoque más directo, enfrentando simplemente al microbio y matándolo. En el caso de las células T auxiliares y las células T reguladoras o supresoras, estas trabajan en conjunto con las células T asesinas para lograr que el trabajo se haga correctamente.

Granulocitos

Como su nombre lo indica, los granulocitos contienen gránulos e incluyen los neutrófilos, eosinófilos y basófilos. Estas células son las más numerosas de los leucocitos y son responsables de la búsqueda y eliminación de la inflamación y las bacterias. Los neutrófilos son los más comunes y actúan absorbiendo la materia extraña y eliminándola con el material granular que contienen. Estas células crean pus al absorber las bacterias que pudieran dañar su cuerpo.

Monocitos

Estas células se convierten en macrófagos, que son los componentes más grandes de las células blancas de la sangre y, finalmente, delimitan su tarea a un órgano en particular.

ESTABLECIMIENTO DE UN SISTEMA INMUNOLÓGICO FUERTE

Ahora que usted entiende todo lo que su sistema inmunológico viene haciendo cada día para protegerlo de una infección bacteriana, enfermedades e incluso el resfriado común, probablemente se pregunte qué puede hacer para optimizar su eficiencia. Por supuesto, un estilo de vida saludable se traducirá en un sistema inmunológico bueno y fuerte, pero echemos un vistazo a algunos aspectos específicos que pueden ayudarle a aumentar su eficacia, y también aprender lo que usted puede hacer para fortalecer su sistema inmunológico de modo que pueda trabajar al 100% de su capacidad para usted.

Dieta

La dieta es un factor importante. Ya sea una preocupación por el sistema inmunológico o una enfermedad del corazón o para combatir la obesidad, la dieta es tanto el tema como la herramienta necesaria para crear una vida saludable para todos nosotros. Nuestra cultura se ha convertido en un estilo de vida a base de comidas rápidas, alimentos preparados y alimentos pre-empacados que son altos en grasas saturadas, ingredientes artificiales y sodio. Todos ellos contribuyen al creciente número de personas que están luchando contra problemas de peso y las enfermedades que van de la mano con la obesidad: diabetes, presión arterial alta y enfermedades del corazón.

La eliminación de la comida rápida de su dieta y evitar los alimentos fritos y grasos pondrá su cuerpo en una línea de vida sana y le dará más energía y mejor salud. La sustitución de estos alimentos con una dieta de frutas y hortalizas frescas (por lo menos 5 porciones al día) le permitirá iniciar el camino hacia un sistema inmunológico fuerte, y también le ayudará a perder peso y obtener muchos beneficios de salud en forma paralela.

Sueño

Cuando su cuerpo está en reposo, es capaz de repararse a sí mismo mejor que cuando está en acción. Su madre tenía razón en este caso. Cuando usted tiene un resfriado, debería dormir mucho para que pueda combatir el virus que ha atacado a sus células. Si sigue con su rutina normal cuando tiene un resfriado, su cuerpo estará ocupado respondiendo a todas las actividades que está haciendo: caminar, hablar, pensar y cocinar, y todo esto va a generar trabajo para sus células. Por otra parte, cuando usted está dormido, su cuerpo sólo trabaja en las funciones involuntarias y hay mucho menos tensión en sus células. El sistema inmunológico puede trabajar mejor cuando usted no está haciendo nada, solo recuperándose.

Cuando está sano, es también muy importante dormir bien por la noche. La mayoría de los adultos realizan sus rutinas diarias sin dormir adecuadamente - la mayoría no tienen las 7-8 horas de sueño recomendadas cada noche. Esto nos pone a todos en mayor riesgo de una enfermedad y no permite que nuestro sistema inmunológico funcione bien. ¿Sabía usted que si pone la alarma para despertarse, en realidad se está privando de sueño? Algunos otros síntomas de falta de sueño por periodos cortos o largos son: incapacidad para concentrarse o tomar decisiones; aumento de peso, torpeza, pobre rendimiento diario y somnolencia durante el día. Nuestra sociedad está, sin duda, en constante movimiento, pero requerimos tomar en serio nuestras necesidades de horas de sueño para permanecer saludable y desarrollar nuestro sistema inmunológico.

Si usted no está sufriendo de un trastorno del sueño, hay muchas cosas que todavía puede hacer para mejorar la cantidad y calidad de su sueño. Si piensa que usted está experimentando apnea del sueño o insomnio, debe consultar a su médico para obtener ayuda, ya que estos son verdaderos problemas médicos y no el resultado de un hábito. Para mejorar su sueño, usted debe:

- evitar la cafeína o el azúcar antes de dormir

- establecer una buena rutina relajante para acostarse

- evitar la estimulación, como ver programas de televisión perturbadores o noticieros justo antes de irse a la cama si usted es una persona preocupada
- mejorar sus hábitos durante el día mediante el ejercicio

Con algunos cambios en su rutina para dormir y atención cuidadosa a la cantidad de horas que duerme, estará mejorando su sistema inmunológico y también su salud en general.

Ejercicio

Si hubiera una solución mágica a los problemas de salud, probablemente sería el ejercicio aeróbico regular. Desde las enfermedades cardíacas, a la obesidad y la depresión, el ejercicio puede tener resultados sorprendentes en la reducción de sus síntomas. Y cuando usted sigue también una dieta saludable, a menudo puede revertir muchos de los daños causados a su cuerpo. Si usted piensa en su cuerpo como una máquina, tiene que estar en movimiento y en funcionamiento para trabajar mejor. Si usted dejó su carro en la calle y ni siquiera encendió el motor una sola vez durante meses, es probable que el coche no arranque la próxima vez que lo necesite. Su cuerpo opera de la misma manera - estamos hechos para el movimiento y para hacer ejercicio.

¡Realizar los 30 minutos de ejercicio recomendados al menos 3 días a la semana no sólo ayudará a su sistema inmunológico, sino también a su corazón, pulmones, apariencia personal y también le ayudará a obtener más horas de sueño y de mejor calidad!

Hidratación

Si usted tiene sed, ¡probablemente ya se encuentre deshidratado! Sólo bebiendo 6-8 vasos de agua todos los días, fortalecerá su sistema inmunológico y todo su cuerpo se lo agradecerá. Su presión arterial estará mejor si permanece hidratada al igual que su frecuencia cardíaca en reposo. Muchas personas encuentran que su piel se ve mejor y duermen mejor cuando están hidratados. Más del 60% de su cuerpo es agua, de modo que el agua es obviamente necesaria para el buen funcionamiento.

No se deje engañar al pensar que las gaseosas dietéticas o con cafeína pueden ser igual al agua debido a que no contienen calorías. Las bebidas dietéticas tienen generalmente un alto contenido de sodio y aumentan su deseo por los dulces, ya que satisfacen el gusto de un dulce sin aportar calorías. La cafeína es un diurético, lo que significa que elimina

el agua del cuerpo, y por lo tanto por cada bebida que consume con cafeína, debe beber un poco más de agua para reemplazar la que está perdiendo. Si usted no puede hacer frente a una mañana sin su taza de café o té, considere la eliminación de todas las demás fuentes de cafeína durante su día. Pronto recuperará la energía que usted puede sentir que ha perdido de esa cafeína.

El alcohol actúa como un depresivo en el cuerpo y se debe consumir solo en pequeñas cantidades. Si usted decide tomar alcohol, prefiera vino tinto en lugar de blanco, pues los expertos han promocionado las propiedades anti-oxidantes del vino tinto.

Reducir el Estrés

Su sistema inmunológico reacciona realmente en respuesta al estrés. No todo está en su mente, existe un componente fisiológico en el estrés que hace que su cuerpo trabaje demasiado. La adrenalina se eleva, el corazón y la respiración se acelera y sus músculos se tensan cuando usted está bajo estrés. Su sistema inmunológico se altera e impulsa el oxígeno y las hormonas a las células para combatir los efectos de su reacción a las situaciones cuando usted está bajo tensión extrema.

Cuando el estrés no es inmediato, pero es a largo plazo, su cuerpo va a responder con la falta de sueño o sueño deficiente, y muchas veces esto puede causar depresión, lo que creará problemas al sistema inmunológico. El estrés o la ansiedad en forma continua pueden manifestarse en el cuerpo de varias maneras, pero sobre todo son los cambios en nuestro estilo de vida en momentos de estrés los que dañan el sistema inmunológico. No comemos bien, no realizamos ejercicio, y nos quedamos despiertos toda la noche pensando en nuestras preocupaciones. Esta no es una buena manera de desarrollar un sistema inmune fuerte.

Los altibajos son una parte inevitable de la vida, y nadie es inmune a los momentos de estrés y ansiedad. La forma en que reaccionamos a estas circunstancias y la forma en que cuidamos de nosotros mismos en momentos de estrés supone una diferencia en nuestro sistema inmunológico. Algunas ideas para manejar el estrés:

- Ejercicio: el ejercicio libera endorfinas naturales en el cuerpo y nos hace sentir bien, tanto durante la actividad como después de haberla concluido. Esto, junto con los otros beneficios para la salud producto del ejercicio debería hacer que se mantenga ejercitándose incluso cuando la vida es agitada.

- Charla: encuentre a alguien con quien pueda hablar de sus problemas: un grupo de apoyo, un amigo que se preocupe o un familiar, un pastor o líder espiritual o incluso un terapeuta. Ser capaz de tratar los factores que originan su estrés y trabajar con ellos le ayudará a enfrentarlo mejor.

- Ejercicios de respiración: debido a que el cuerpo está absorbiendo el estrés, es probable que usted esté viéndose privado del oxígeno necesario. Así que dedique unos minutos al día, un par de veces por separado cada día para hacer algunos ejercicios de respiración profunda. Esto le ayudará a calmar la mente y también enviará el oxigeno que tanto necesita a sus células.

¿CÓMO EL ACÚFENO AFECTA EL SISTEMA INMUNOLÓGICO?

Millones de personas sufren de Acúfeno en diferentes niveles cada año. Ellos están plagados de pitidos, zumbidos, e incluso silbidos en uno o ambos oídos, y las causas varían de una simple acumulación de cerilla a enfermedades subyacentes más graves, e incluso el endurecimiento de las arterias. El Acúfeno, aunque es un problema de audición y no una amenaza típica para el sistema inmune, aún puede tener un efecto perjudicial sobre el sistema inmunológico.

Si usted está sufriendo con Acúfeno, es probable que su nivel de estrés (que veremos es importante para su sistema inmunológico) se incremente, y también se reduzca la cantidad de sueño profundo que puede lograr por las noches. ¡Imagínese lo difícil que sería conseguir un sueño reparador con la alarma del reloj despertador sonando constantemente en su cabeza! Esto inicia el ciclo en el que su sistema inmunológico no está funcionando en su nivel óptimo, y su cuerpo es vulnerable a todo, desde la faringitis estreptocócica a la colonización de parásitos. Esto puede sonar dramático, pero es verdad.

Incapaz de recuperarse durante el sueño, el sistema inmune de pronto pierde el equilibrio y es incapaz de trabajar correctamente. El tratamiento de la causa y los síntomas del Acúfeno por lo general aliviará el problema y permitirá que el sistema inmune retome a su funcionamiento normal.

¿CÓMO LAS VITAMINAS PUEDEN AYUDAR A SU SISTEMA INMUN OLÓGICO?

Usted puede conocer a alguien que tiene una confianza ciega en sus tabletas de zinc o en grandes dosis de vitamina C para curar un resfriado. La persona puede tener parte de razón, porque estos dos elementos son capaces de incrementar las propiedades naturales de protección del sistema inmune. Si bien ninguno puede en realidad "curar" un virus, el que tiene que seguir su curso por la naturaleza, una vigorización del sistema inmunológico puede ayudar a acortar la vida de un virus, una vez que se haya ubicado en el cuerpo.

Vitamina C

La vitamina C que se encuentra tanto en las frutas cítricas como las naranjas y los pomelos y otras frutas como las fresas también es una gran amiga del sistema inmunológico. Aumenta la cantidad de glóbulos blancos que se producen y liberan para atacar una infección, y aumenta la cantidad de interferón que es producido por el cuerpo. 200 mg de vitamina C es la dosis recomendada para la mayoría de los adultos.

Sin embargo, no hay estudios fiables que corroboren la afirmación de que las altas dosis de la vitamina son más útiles que la dosis estándar. Al igual que con cualquier vitamina, son absorbidas mejor a través de los alimentos, pero puede ingerirse suplementos cuando sea necesario.

Vitamina E

La vitamina E, que se encuentra en los granos y aceites sanos, tiene el mismo efecto en nuestro cuerpo que la vitamina C. Incrementa la producción de células "asesinas" que salen a buscar y destruyen las infecciones. Un multivitamínico con 100 mg o más al día de vitamina E le permitirá reforzar su sistema inmunológico.

Zinc

El zinc es un mineral que aumenta la producción de glóbulos blancos y células T que emanan del timo. El zinc es considerado esencial para la salud del oído debido a las cantidades concentradas de zinc que se encuentran en el oído interno. Al igual que la publicidad que rodea a las altas dosis de vitamina C, algunas personas y empresas afirman que grandes cantidades de zinc permitirán combatir un resfriado o ataques de otros virus. Sin embargo tenga cuidado porque el zinc en exceso puede ser peligroso y una cantidad superior a 75 mg por día en realidad debilitar el sistema inmunológico en lugar de fortalecerlo. Usted debe tratar de ingerir 15 a 25 mg de zinc por día.

El zinc se encuentra en alimentos tales como carnes, frijoles y algunos tipos de moluscos como las ostras. Un buen multivitamínico puede complementar su dieta con suficiente zinc, y puede crear un efecto positivo en su sistema inmunológico.

Beta-caroteno

El tercer miembro del trío de vitaminas antioxidantes, el beta-caroteno, es otra vitamina que aumenta el número de células que se producen para combatir las infecciones. También es esencial para luchar contra las enfermedades cardiovasculares. Las batatas, las zanahorias, la col y otras verduras tienen un alto contenido de beta-caroteno y son grandes fuentes naturales de nutrientes.

ALIMENTOS PARA FORTALECER EL SISTEMA INMUNOLÓGICO

Hemos tocado ya brevemente sobre la idea de la dieta como una manera de desarrollar su sistema inmunológico, pero en realidad deberíamos pasar más tiempo en aquellos alimentos específicos que pueden ayudarle y ponerlo en el camino correcto. Cada año, a veces cada mes, parece que surge un popular "super alimento" que es la respuesta a los problemas de todo el mundo. A veces es la dieta de la toronja o el batido de espinacas o un suplemento de bayas, pero en realidad, no hay ningún alimento que sea la respuesta a cualquier problema de salud. Se necesita una variedad de alimentos para lograr una salud óptima y desarrollar un sistema inmune fuerte.

Como mencionamos antes, nuestra sociedad ha acogido la gratificación instantánea de la comida rápida y las comidas preparadas. Se han reemplazado las comidas caseras, e incluso las comidas hechas en casa tienen hoy una mayor cantidad de ingredientes mucho más procesados de lo que sucedía hace apenas una década. Hay tantos alimentos preparados hoy en día que se parecen a los caseros, que, es fácil abandonar la idea de comer saludable y optar por el ahorro de tiempo que brindan los artículos precocinados.

Coma verduras

Fresco es siempre mejor cuando se trata de armar una dieta sana, y una que sea rica en frutas y hortalizas frescas será la mejor ayudar que su sistema inmunológico puede conseguir. Las verduras de hojas verde oscuro son ricas en vitaminas y minerales al igual que los vegetales de color naranja como las batatas, las zanahorias y las calabazas. El consumo de 5 porciones de frutas y verduras todos los días se verá recompensado con grandes dividendos en el mejoramiento de la salud. Cuando no se tiene disponible alimentos frescos, los congelados son la segunda mejor opción y los enlatados se ubican en tercer lugar. Las conservas de vegetales suelen ser preparadas con sal y deben evitarse cuando sea posible.

¡Eso es Picante!

Lo crea o no, los alimentos que son picantes son buenos para usted. Los chiles picantes y hasta la salsa picante puede estimular la producción de mucosidad en las fosas nasales, y realmente puede ayudarle a sentirse menos congestionado cuando usted está sufriendo con los síntomas del resfriado o la gripe. Sus sabores fuertes también pueden ser la única cosa que usted puede saborear si tiene un resfriado. Los chiles también tienen buenas propiedades antioxidantes.

Recuerde la Proteína

La proteína es una parte importante de la dieta de todos. Especialmente las mujeres corren el riesgo de una falta de proteínas, sobre todo cuando están en una dieta restringida, ya que están tratando de perder peso. Las proteínas son esenciales para el mantenimiento de las células en el cuerpo, así como para la reparación de tejidos y órganos. Si usted tiene deficiencia de proteínas, el sistema inmunológico de su cuerpo se

debilitará. Las proteínas magras como las que obtiene del pollo y el salmón con contenido de omega 3 deben formar parte regularmente de su dieta para fortalecer su sistema inmunológico. Las carnes rojas son buenas consumidas con moderación, pero su contenido de grasa debe ser tenido en cuenta.

Comer como un pajarito

Trate de añadir algunas semillas y nueces a su dieta. Linaza, semillas de girasol y las nueces de todo tipo están llenas de nutrientes y puede aumentar la producción de las células que combaten las infecciones. Las nueces pueden engordar mucho si no se consumen con moderación, pero como parte de una dieta saludable, son un gran recurso.

Prefiera lo integral

El trigo, eso es. Evitar almidones simples y la harina blanca y utilizar grano integrales en su lugar es otra gran manera de aumentar los nutrientes valiosos que obtiene de los alimentos que consume. La mejor manera de ingerir las vitaminas y minerales es en los alimentos que come, y no en los suplementos. Por lo tanto, siempre que sea posible, aumentar el contenido de nutrientes en sus alimentos ayudará a su sistema inmunológico a actuar mejor.

8 EXCELENTES RECOMENDACIONES PARA REFORZAR SU SISTEMA INMUNE

Ahora que usted entiende el papel que un sistema inmunológico saludable juega en la reducción de los ruidos del Acúfeno, usted querrá hacer todo lo posible para fortalecer su propio sistema inmune. Aquí le presentamos 8 recomendaciones con las que puede empezar a reforzar su sistema inmunológico:

1. ¡Consuma una dieta bien balanceada y nutritiva que este repleta de abundantes frutas y hortalizas frescas!
2. Haga ejercicio diario
3. Duerma lo suficiente - el adulto promedio necesita al menos ocho horas de sueño de calidad cada noche

4. Manténgase hidratado. Beba 10 vasos (8 onzas) de agua todos los días
5. Haga esfuerzos para reducir el estrés en su vida
6. Tome un buen multivitamínico u otros suplementos
7. Mantenga su estado emocional saludable - socialice cuando pueda
8. Tómese su tiempo y escuche lo que su cuerpo le está diciendo - ¡Puede sorprenderse de lo que oye!

HIERBAS PARA UN SISTEMA INMUNOLÓGICO SALUDABLE

Al igual que muchas vitaminas pueden reforzar su sistema inmunológico, existe alguna evidencia de que las hierbas y el té también pueden activarlo y hacer que actúe correctamente. Los suplementos de hierbas no están regulados o garantizados por la Administración de Alimentos y Fármacos de los EE.UU. (FDA por sus siglas en inglés), y por lo tanto siempre debe consultar a su médico antes de comenzar su régimen a base de hierbas. Sí, es natural, pero esto no es garantía de que no puede ser dañino o que no puede interferir con algunos medicamentos que le hayan prescrito o medicamento sin receta que esté tomando. Consultar con su médico de familia es siempre una buena idea y puede ayudarle a evitar posibles interacciones o efectos secundarios nocivos.

Echinacea

La equinácea es un suplemento herbal que estimula el sistema inmunológico y reduce la severidad y la duración del resfriado común. A menudo se toma con productos de vitamina C.

Té Verde

Rico en antioxidantes, el té verde ha sido desde hace mucho un elemento básico de la muy sana dieta asiática y ha ganado popularidad en los Estados Unidos durante la última década. No sólo es beneficioso sino que también no contiene cafeína y puede ser un buen sustituto del café para aquellos que buscan una bebida caliente.

Otras hierbas que son buenas para el fortalecimiento de su sistema inmune ya sea mediante el apoyo a su función a través de antioxidantes, o mediante la producción de células que matan bacterias, son: el ginseng, la piperina, hojas de olivo y el ajo. Los probióticos también han adquirido popularidad y son capaces de normalizar la población de bacterias en su tracto intestinal y eliminar las bacterias nocivas, reemplazándolas con bacterias saludables que usted necesita para la digestión.

CÓMO EL EJERCICIO PUEDE AYUDARLE A TENER UN SISTEMA I NMUNE MAS SANO

Como hemos comentado anteriormente, el ejercicio es probablemente el la mejor cosa que usted puede hacer por su salud en general. El ejercicio aeróbico moderado en forma regular hace que su corazón trabaje mejor y el oxigeno circule a través de las células. Cuanto más tiempo permanezca en un régimen de ejercicio, mejores serán los beneficios para su salud. Usted dormirá mejor, tendrá más energía, su deseo sexual mejorara e incluso tendrá mejor estado de ánimo. El ejercicio combate la depresión y la obesidad y hace que su sistema inmune trabaje en las mejores condiciones.

¿Cuánto es suficiente?

Si están pasando de un estilo de vida sedentario a una rutina de ejercicio, su primera parada debe ser una visita a su médico de familia. La mayoría de la gente está lo suficientemente sana como para hacer ejercicio, incluso si no ha estado activa bastante tiempo. Su médico le puede sugerir una buena manera de empezar y le informara de cualquier problema que pueda existir para su salud. Caminar es generalmente un buen ejercicio para las personas que comienzan a ejercitarse, y no requiere de la membresía a un gimnasio o equipo de lujo. Simplemente póngase un buen par de zapatillas y algo de música, y usted está listo para salir a trotar por el pavimento.

¡Fíjese una meta realista de ejercicio y cúmplala! Incluso si sólo es capaz de darle una vuelta a la manzana esta semana, la próxima semana debería estar haciendo la misma rutina dos veces y muy pronto usted debe esperar con ansias sus ejercicios diarios. Los expertos recomiendan que los adultos sanos realicen 30 minutos de ejercicio moderado por lo menos 3 días por semana, pero eso es lo mínimo. Una vez que ingrese en la senda hacia un estilo de vida sano y hábitos de fitness, se encontrará buscando oportunidades de actividad física diaria.

Algunas formas de conseguir ejercicio extra son:

· suba por las escaleras en vez de tomar el ascensor
· estacione lejos del establecimiento
· camine siempre que pueda
· anime a su familia a que lo acompañe
· planifique salidas activas para sus hijos (¡Qué gran modelo será!)

Una vez que comience a hacer ejercicio, es probable que encuentre que usted se está enfermando con menos frecuencia, e incluso mejorando más rápido cuando se resfría. Su sistema inmune puede funcionar mejor si su cuerpo está trabajando en toda su capacidad, cuando usted está durmiendo lo suficiente, y cuando ha reducido los niveles de estrés. ¡El ejercicio puede hacer todo eso para usted!

PASO 3:

PROGRAMA DE REENTRENAMIENTO PARA EL ACÚFENO DE 4 PU NTOS

INTRODUCCIÓN: LA TRAICIÓN DEL ACÚFENO

El ruido puede ser ensordecedor. Para aquellos que sufren de Acúfeno (más comúnmente conocido como zumbido en los oídos), el zumbido constante, pitido y palpitaciones en la cabeza y en los oídos puede hacer que se vengan abajo. Con poco conocimiento sobre la enfermedad y sólo un puñado de recursos reales, los que sufren de Acúfeno a menudo se sienten aislados e incomprendidos. Sin embargo, no están solos. Se estima que entre el 17% al 20% de la población mundial se ha convertido en una víctima de esta enfermedad traicionera.

Si se encuentra luchando contra el zumbido del Acúfeno (o conoce a alguien que lo esta), es probable que haya intentado más de una forma de mitigar el ruido constante que interrumpe sus pensamientos; su sueño, y su vida diaria, sin ningún resultado. Afortunadamente, hay una nueva opción de tratamiento que está ganando popularidad:

El Método Neurofisiológico. Una manera extraordinaria de tratar el Acúfeno, el método neurofisiológico en realidad vuelve a entrenar el cerebro (y los oídos) para bloquear de manera natural – e incluso pasar por alto – esos decibelios debilitantes.

Hay personas que han comparado el método con el sonido de las gotas de lluvia que cae sobre un techo: al principio las percibe, pero después de algún tiempo, simplemente deja de prestar atención al ruido que hacen en el techo. Lo mismo se puede lograr con los zumbidos del Acúfeno. Por supuesto, hace falta un enfoque sistemático (que explicaremos en detalle en las páginas siguientes), así como la estrecha ayuda de su médico especialista en audición.

Se muestran muy buenos resultados entre los pacientes con Acúfeno, el Modelo Neurofisiológico ha demostrado ser una de las formas más amplias y eficaces para eliminar los ruidos del Acúfeno en cientos de miles de pacientes en los últimos años. ¿Se encuentra listo para aprender más? ¡Grandioso! Empecemos.

CÓMO FUNCIONA EL MODELO NEUROFISIOLÓGICO

Solicítele a cualquier paciente de Acúfeno que describa su trastorno, y seguramente le darán un gran número de respuestas físicas y emocionales:

- ¡Es insoportable!
- ¡Me vuelve loco!
- ¡No he tenido una noche de sueño reparador en meses!
- ¡Está controlando mi vida!
- ¡No puedo soportarlo más!
- ¡Ni siquiera puedo pensar por el ruido!
- ¡La cabeza me duele todo el tiempo!
- ¡Estoy ansioso y deprimido!
- ¡Me siento enfermo todo el tiempo!

Una de las cosas que hacen el Acúfeno tan difícil de tratar es que, es más que una dolencia física; ¡es también un problema emocional! Ahora, eso no significa que un paciente de Acúfeno no escuche los sonidos que están vibrando en sus oídos y en la cabeza - ¡La persona sin duda los oye! Lo que hace que esta afección sea tan peligrosa (tanto para el paciente como para el médico tratante), es el hecho de que el Acúfeno afecta a varios de los sistemas principales del cuerpo:

1. El Sistema Auditivo (su audición)
2. El Sistema Límbico (sus emociones)
3. Su Sistema Nervioso Central (los mensajeros de su cuerpo)

El Acúfeno es causado por una falla en uno de estos sistemas o en todos ellos y cada sistema trabaja estrechamente junto con el otro. Y así, los medicamentos pueden ser ineficaces en el tratamiento de los sonidos que son escuchados por el paciente. Otros tratamientos solo están destinados a solucionar un problema que es causado por un único sistema (haciendo caso omiso de los demás). Este enfoque puede disminuir los síntomas, pero a menudo no ofrece alivio completo a la persona que sufre de Acúfeno.

Sin embargo, este no es el caso del Modelo Neurofisiológico. Este tratamiento único modifica las interacciones entre los Sistemas Auditivo, Límbico y Nervioso Central para modificar los mensajes que se envían entre ellos, y por lo tanto puede cambiar el proceso en el que se conectan para interrumpir las transmisiones provocadas por el Acúfeno.

Una tarea complicada por decir lo menos, el Modelo Neurofisiológico de tratamiento ayuda al paciente a cambiar su respuesta interna a los ruidos del Acúfeno para bloquearlos, usando las respuestas individuales del cuerpo.

Cómo Se Desarrolló la Terapia de Reentrenamiento Neurofisiológico

Aunque el Acúfeno ha causado estragos en las vidas de los pacientes durante siglos, la investigación sobre el trastorno ha sido escasa desde hace años. Pero incluso entonces, decenas de diferentes tratamientos se han desarrollado a pesar de la falta de conocimiento sobre este trastorno debilitante. Lamentablemente, pocos han demostrado el alivio generalizado que las víctimas están buscando - hasta ahora.

Gracias al trabajo y la dedicación de P.J. Jastreboff, que ayudó a sentar las bases de la Terapia de Reentrenamiento para Acúfenos, casi el 80% de todos los pacientes con Acúfenos puede ahora encontrar al menos un alivio a sus síntomas.

Pero, antes de empezar a esbozar cómo funciona esta terapia única en las páginas siguientes, echemos un vistazo más de cerca de la forma en que se desarrolló.

Desde el comienzo, sus investigaciones sobre las causas y los efectos de este trastorno, Jastreboff descubrió algunos datos sorprendentes sobre el Acúfeno:

· Casi el 17% de la población mundial sufre de algún grado de zumbido de Acúfeno
· Sólo el 4% de los pacientes tienen un problema con ello (el resto solo parece encontrarlo molesto)
· La evidencia muestra que no hay diferencia en el tono o intensidad de la experiencia del paciente, independientemente de cual sea su percepción de este, o cuan debilitante pueda llegar a ser para ellos en un nivel más personal.

¿Qué significa todo esto para el paciente, así como para el médico que está tratando de encontrar una cura para su paciente? El hecho que los pacientes individuales puedan experimentar el mismo nivel de "ruido" y que puede significar cosas tan drásticamente diferentes respecto a su calidad de vida (algunas personas sólo se sienten ligeramente irritadas y otras literalmente se vuelven locas), lo sugiere que el Acúfeno es una percepción fantasma.

En otras palabras, los investigadores pueden encontrar poca evidencia para vincular la actividad mecánica vibratoria en la cóclea con el ruido que escuchan los pacientes - y para justificar su reacción al mismo. Debido a esto, los investigadores consideran otro importante enlace: la actividad neuronal en las vías auditivas.

Entonces, ¿Qué significa esto? Básicamente, el Acúfeno grave es causado por algo fuera del sistema auditivo. Es por eso que algunas personas encuentran sus síntomas insoportables, mientras que a otros parece no importarles mucho.

Este es un hallazgo importante en el tratamiento del Acúfeno por varias razones. Por un lado, a menos que entienda las complejas conexiones entre el sistema auditivo y los centros no vinculados con la audición en el cerebro, usted puede pasar por alto una o más causas no auditivas de todo ese ruido.

Los sonidos que llegan el oído evocan una serie de respuestas dentro del cerebro a medida que pasan a través de cada sistema. Esto puede hacer que algunas señales del cerebro (o ruidos) parezcan más grandes y más fuertes, mientras que otras pueden parecer más débiles.

El descubrimiento de esta conexión es lo que permitió a Jastreboff desarrollar el modelo Neurofisiológico de reentrenamiento. Durante su investigación, Jastreboff y los investigadores descubrieron dos temas importantes:

1. El sistema auditivo no es el único en el cuerpo que puede causar el zumbido del Acúfeno
2. La forma en que un paciente percibe los zumbidos de su Acúfeno en un nivel emocional puede cambiar drásticamente la gravedad de los síntomas.

Que Experimentan los Pacientes de Acúfeno

Los que encuentran difícil enfrentar los síntomas del Acúfeno, a menudo señalan una serie de otros temas que están relacionados con el ruido que oyen. Éstos son algunos:

- *trastornos de concentración*

- *fatiga (a menudo debido a la falta de sueño)*

- *incapacidad para trabajar en un entorno tranquilo (esto parece hacer el ruido en los oídos más fuerte y más perturbador)*
- *depresión, irritabilidad, y la incapacidad para hacer frente*

- *comportamiento obsesivo acerca de sus síntomas (el paciente parece hacer hincapié en sus síntomas)*

Tratando de encontrar respuestas a estas preguntas, los investigadores descubrieron que cuando una persona se ve afectada por el Acúfeno de manera significativa, no sólo afecta el sistema auditivo, sino también el sistema límbico y el sistema nervioso autónomo. Este fue un hallazgo significativo ya que llevo su investigación a un nivel completamente nuevo - y a otras partes del cuerpo también. Dado que el sistema límbico controla nuestras emociones y el sistema nervioso autónomo controla todas las

funciones automáticas del cuerpo (y el cerebro), la búsqueda de una cura para el Acúfeno obligó a los científicos a mirar más allá del oído, tanto para buscar las causas como la cura.

Dejando atrás los oídos, los investigadores tuvieron la libertad de investigar otras fuentes del ruido que experimentan los pacientes de Acúfeno, y así descubrir la mejor manera de tratarlo en última instancia.

Rol de Otros Sistemas en el Acúfeno

Considere el impacto que el sistema límbico puede tener en la manera en que un paciente percibe sus síntomas, y esto en última instancia decide la forma en que él o ella los enfrenta. El sistema límbico mantiene nuestras emociones bajo control. Cuando funciona correctamente, podemos encontrar maneras de enfrentar la situación. Pero cuando no es así, nos sentimos sin ayuda y sin esperanza y fuera de control.

Conectado a todos los sistemas sensoriales en el cuerpo (olfato, vista, oído), el sistema permite que el cuerpo reaccione de manera positiva o negativamente a cualquier estímulo, incluyendo lo que oímos.

Si el sistema límbico se encuentra muy estresado, puede activar el sistema nervioso autónomo, que puede regular nuestro ritmo cardíaco, respiración, tono muscular e incluso la liberación de hormonas. Esto puede poner el cuerpo en estado de alerta, evocando una respuesta natural de lucha o huida. Es bueno cuando estamos en peligro real, pero la activación de esta respuesta con demasiada frecuencia (o en el momento equivocado), puede causar caos en todo el cuerpo.

¿De qué manera todo esto afecta el Acúfeno? Cuando el sistema límbico y el sistema nervioso autónomo se activan durante un brote de Acúfeno, y una asociación negativa se desarrolla entre el estímulo y el ruido, un bucle de memoria defectuoso se crea en el cerebro.

Esto puede hacer que los ruidos del Acúfeno se vuelvan a ejecutar en el cerebro una y otra vez, incluso cuando este estímulo ya no está presente. Esto puede ocurrir mientras siga siendo percibido por el paciente.

Una vez que este bucle negativo se desarrolla, puede ser difícil eliminarlo, sobre todo si usted no es ni siquiera consciente de que se encuentra allí. Esto puede hacer el ruido del Acúfeno se siga escuchando prácticamente sin interrupción en su cabeza.

Todo esto puede parecer que son malas noticias, pero no lo es. El hecho de que Jabreboff y sus colegas descubrieran esta conexión es una gran noticia para las posibilidades de tratamiento. Una vez que comprendieron el vínculo entre el sistema límbico, el sistema nervioso autónomo y el Acúfeno, fueron capaces de encontrar la manera de eliminar el bucle. Y una vez que el bucle se rompe, los pacientes pueden ser curados del ruido molesto que escuchan.

En su forma más simplista, la Terapia Neurofisiológica es el método utilizado para reestrenar estos tres importantes sistemas (límbico, auditivo y autónomo) para romper el ciclo no saludable que esta haciendo que los pacientes de Acúfeno experimenten tanta angustia.

PRIMERA SECCIÓN: LOS COMPONENTES DEL MODELO NEUROFISIOLÓGICO

Ahora que entiende mejor la conexión entre el Acúfeno y los diferentes sistemas dentro del cuerpo, echemos un vistazo más de cerca al Modelo Neurofisiológico y comprendámoslo mejor. Luego podemos discutir cómo se puede utilizar para desarrollar un programa de reentrenamiento para tratar sus síntomas únicos Acúfeno.

¿Qué sistemas están involucrados?

Hemos establecido que el sistema límbico, nervioso autónomo y el sistema auditivo del cuerpo, influyen en los síntomas de Acúfeno. Pero, ¿cómo? El sistema auditivo es el que le permite escuchar el ruido. Está compuesto por los oídos, conducto auditivo, la cóclea y el cerebro. Si no funciona adecuadamente, el trabajo puede ser asumido por los otros dos sistemas, y esto puede causar problemas.

Esto es lo que causa la percepción del Acúfeno. En realidad, el paciente no esta realmente "escuchando" el zumbido, clic, pitido u otros ruidos que se asocian con el Acúfeno. Si bien la persona puede haber escuchado una vez estos ruidos, el estímulo ha quedado atrás, dejando tras de sí una repetición del ruido en el cerebro (y no en los oídos).

El Acúfeno a menudo resulta de una situación angustiante. El paciente puede haber experimentado un aterrador accidente automovilístico que causó los ruidos, y estos se arraigaron en la memoria. Incluso una experiencia bastante placentera puede causar el zumbido del Acúfeno si el tono y el volumen del ruido causan cualquier tipo de malestar interno. Esta es la razón por la que a menudo el Acúfeno ocurre incluso después de que la persona ha asistido a un concierto bullicioso o a un club de baile.

Digamos que usted está en una discoteca con la música muy alta. Usted puede estar pasando un buen momento, pero pronto, su cabeza puede empezar a dolerle por el ruido, y usted comienza a sentirse estresado. Este es su sistema límbico (o sus emociones) advirtiéndole del peligro. Esto puede causar una reacción en su sistema nervioso autónomo, que hace que su corazón se acelere, sus palmas de las manos suden y hasta la cabeza comience a latir de dolor. Ahora, digamos que usted elige sufrir, y termina la noche con sus amigos.

Para algunas personas, no hay ningún problema. Ellos van a casa, se relajan y se despiertan a la mañana siguiente como nuevos. Pero, para aquellos que tienen el sistema límbico o el sistema nervioso autónomo sensible, es posible que acaben de crear un bucle de memoria negativo que causará una repetición de los síntomas cada vez que piensen sobre su experiencia en el club nocturno. La experiencia puede convertirse en parte de su memoria, y el pitido que experimentan en sus oídos puede hacerse común en los próximos días, dejándolos aún más angustiados. Esto hace que el problema se repita a menudo, y con una intensidad cada vez mayor.

Suponiendo que esta persona no daña físicamente sus oídos, tímpano o cóclea durante el concierto, el resultado de este constante pitido es una conexión entre los tres sistemas principales que hemos discutido. Esta respuesta condicionada se llama un arco reflejo, y también se puede desarrollar cuando existe una anormalidad en el sistema auditivo, en conjunto con un alto nivel de estrés emocional.

Es importante entender que son las emociones negativas de la persona las que crean un vínculo para el bucle. En otras palabras, sin una reacción negativa, el bucle no puede fijarse, y es por esto que algunas personas apenas notan su Acúfeno, y otros se ven muy trastornados por esta afección.

El Rol de los Reflejos Condicionados

Nuestros cuerpos están constantemente reaccionando a lo que está sucediendo a nuestro alrededor. Sentimos el olor de un pastel horneando y de pronto sentimos hambre, escuchamos un fuerte ruido inesperado y nos estremecemos. Todas estas son respuestas naturales ante el mundo que nos rodea. Sin embargo pueden surgir problemas cuando estas respuestas están vinculadas a un castigo o recompensa. Cuando esto sucede, se crea el arco del que acabamos de hablar. Puede ser una asociación positiva o negativa – que realmente no importa - cualquier forma de asociación puede crear un bucle de memoria que puede causar constante zumbidos de Acúfenos. Sin embargo, los investigadores han descubierto que si una respuesta neutral se experimenta mucho tiempo, puede en realidad romper el bucle negativo que está causando malestar en primer lugar. Por supuesto, esto no es una cosa fácil de lograr, pero vamos a hablar más sobre eso en las próximas páginas.

En primer lugar, vamos a ver otra forma en que el Acúfeno puede apoderarse de su vida: por sus propias asociaciones negativas. A veces, el Acúfeno en sí es el estímulo negativo que alimenta este trastorno. Lo que puede comenzar como una respuesta auditiva temporal auditivo a una enfermedad o a un evento, puede rápidamente convertirse en una dolencia permanente una vez que se establece una percepción negativa del ruido. Por desgracia, esta percepción es a menudo inducida por la comunidad médica, que le dice a los pacientes que no se puede hacer nada para detener el ruido y solo hay que aprender a vivir con el. Por supuesto, el paciente entra en pánico, estimulando así la respuesta del sistema límbico y nervioso autónomo que justamente quieren evitar. Es esta reacción negativa la que refuerza el Acúfeno, agravando así el problema.

Una vez que el paciente empieza a ver su Acúfeno y el ruido que produce en forma negativa, la persona comienza a concentrarse más en ello, y esto crea el bucle que lo alimentará, haciéndolo que crezca y se haga más fuerte y más debilitante. Esta es una razón por la qué algunas personas no ven un aumento en la severidad de sus síntomas. Si ellos nunca asocian el Acúfeno con algo malo, dejará de ser un problema - y en realidad puede desaparecer por completo con el tiempo.

Entonces, ¿qué significa todo esto? En pocas palabras, esto significa que mientras más atención le da a su Acúfeno, se hará más fuerte y más agresivo. Una vez que se fija el vínculo entre los niveles consciente y subconsciente del cerebro en relación a los ruidos que se escuchan, se hará más y más difícil romper esos lazos y encontrar alivio.

Gran parte del bucle ocurre a nivel subconsciente, y esta es una de las razones principales por las que el Acúfeno puede ser un trastorno tan peligroso. Su cuerpo podría estar generando respuestas a ciertas situaciones, y eso también sin que usted se dé cuenta. Por eso es tan importante entender las conexiones entre todos estos sistemas, de modo que usted pueda establecer claramente de donde proviene su Acúfeno, y luego comenzara reestrenar esa parte del cerebro para detenerlo.

Cuando el paciente inconsciente se centra en el zumbido de su Acúfeno, el cuerpo se vuelve más alerta. La persona empieza a ver y sentir cosas de una forma mayor, y esto puede hacer que él o ella esté más irritable y cansado. Esta tendencia, por supuesto, afecta la calidad de vida drásticamente. De repente todo lo que él o ella piensa, siente y hace gira en torno al Acúfeno y el caos que está creando en la vida.

Cómo se Forma Este Círculo Vicioso

El desarrollo de estos ciclos de retroalimentación perturbadores es denominado a menudo por el personal médico como un "círculo vicioso". Cualquier persona que se enfrenta con el Acúfeno estará de acuerdo en que el nombre le viene bien. Se necesita una combinación del subconsciente y la mente consciente para cambiar el bucle de recuerdo malo, y es por eso que este ciclo es tan vicioso y difícil de cambiar.

A pesar de que conscientemente podemos entender lo que está ocurriendo, y estar dispuestos a trabajar para cambiar nuestros patrones de pensamiento y sentimientos para romper el ciclo, es en realidad mucho más difícil lograr esto a nivel subconsciente.

Cambiar la forma en la mente subconsciente de una persona observa y se enfrenta con esta enfermedad puede ser muy difícil, y requiere un enfoque médico/emocional polifacético para el tratamiento.

Los Peligros de la Disminución de la Tolerancia de Sonido

Uno de los mayores efectos secundarios del Acúfeno severo es una disminución de la tolerancia de sonido. De pronto, incluso el sonido más débil puede provocar la mayor respuesta. Para estos pacientes, el sonido en sí mismo puede convertirse en el enemigo.

Hay tres cosas que deben ser consideradas cuando se habla de la disminución de la tolerancia al sonido en los pacientes:

1. hiperacusia - un aumento de la actividad inducida por el sonido en las vías auditivas, lo que resulta en una respuesta limitada del sistema límbico o nervioso autónomo en el cuerpo. Cuando la persona pasa a través de hiperacusia, no hay relación entre el volumen o el tono del ruido, y la reacción del paciente. Cada ruido puede ser insoportable, sin importar cuán suave o débil es. Esto hace que escuchar cualquier tipo de ruido sea molesto y hay una respuesta distintiva (y negativa por lo general) del sistema nervioso autónomo. Esto es lo que crea ese lazo de mal recuerdo del que ya hemos hablado.

2. misofonía - una reacción negativa a sonido que proviene del sistema límbico y nervioso autónomo que resulta en un cambio real en la química del cuerpo y la reacción. Cuando esto sucede, a la persona no le gusta el sonido - ningún sonido. El miedo también puede ser un fuerte componente de este tipo de Acúfeno, que se conoce como fonofobia, y requiere reentrenamiento para obtener algo de alivio del Acúfeno. No puede haber ningún remedio, ya que no está tratando el inductor de ruido real. La misofonía no es causada por una anormalidad en el sistema auditivo - en realidad es causada por una reacción bastante fuerte del sistema límbico cuando el sonido se escuchó por primera vez. Esta reacción es completamente inconsciente, y puede ser bastante grave, dependiendo de si el vínculo se generó durante un evento traumático o no.

3. reclutamiento - esto se considera una pendiente superior a la

normal de crecimiento de ruido, y se asocia con pérdida auditiva. Lo que esto significa es que, en tal caso, el umbral de la persona para el ruido se reduce debido al daño a la cóclea. Es estrictamente un fenómeno físico y no tiene nada que ver con una respuesta del sistema límbico o nervioso autónomo al ruido.

Aunque estos son tres fenómenos totalmente independientes, suelen trabajar en estrecha relación uno con el otro. Por ejemplo, un paciente que experimenta hiperacusia pronto desarrollará misofonía si él o ella empieza a ver la enfermedad como algo negativo de alguna manera.

Una vez que estos tres problemas diferentes comienzan a entrelazarse, el paciente se pone aún más agitado, y le resulta más difícil tolerar los síntomas. No sólo el ruido le resulta incómodo, sino que ahora se ha vinculado fisiológicamente a los sistemas límbico y nervioso autónomo, lo que empeora los síntomas. Esto hace que a menudo el paciente se aísle en un ambiente seguro (y tranquilo) de su hogar, sin poder aventurarse y disfrutar de las cosas que una vez amó. El sonido de cualquier tipo se convierte en el enemigo, y la única manera de preservar la salud y la cordura es mantenerse alejado de este.

Para tratar a un paciente con Acúfeno que está experimentando uno o más de estos trastornos, es fundamental tener varios enfoques diferentes.

Por ejemplo, cuando se trata la hiperacusia, el sistema auditivo debe ser insensibilizado de modo que el ruido ya no sea capaz de infligir dolor en el paciente. Esto se consigue mediante un enfoque sistemático para exponer al paciente a una variedad de sonidos y tonos para permitir que el subconsciente se acostumbre a los sonidos. Esto se suele hacer en un nivel subconsciente utilizando "ruido blanco", ya que el paciente no tiene que concentrarse en el ruido que se escucha.

Al tratar la misofonía, el objetivo no es acostumbrarse al ruido, sino vincularlo con algo más positivo para romper el bucle negativo que causa el malestar. Esto se hace presentando un sonido y conectándolo con una respuesta positiva e incluso placentera.

Al tratar todas estas afecciones por separado, el paciente puede utilizar fácilmente el modelo Neurofisiológico para reestrenar completamente cada uno de estos sistemas y romper el ciclo de ruido que él o ella está escuchando.

SEGUNDA SECCIÓN: LO ESENCIAL PARA EL PLAN DE REENTRENAMIENTO

Al tratar de llegar a un tratamiento efectivo para el Acúfeno, Jastreboff y sus colegas tuvieron que encontrar las respuestas a cuatro preguntas principales:

1. *¿Se puede invertir el arco reflejo condicionado?*
2. *¿Se puede romper o cambiar la percepción que una persona tiene del Acúfeno?*
3. *¿Se puede romper la conexión entre un sonido determinado, y una reacción al Acúfeno?*

4. ¿Qué hay que hacer para frenar el Acúfeno de raíz?

Después de mucha investigación, los científicos han aprendido que la respuesta a las tres primeras de estas preguntas es un rotundo ¡SI! El cerebro está continuamente aprendiendo y adaptándose a nuevos hechos, información y eventos. Por lo tanto, es posible invertir el arco reflejo y romper las percepciones del Acúfeno, y esto en última instancia va a cambiar la forma en que un paciente reacciona al trastorno, lo que reduce sus síntomas o lo cura por completo.

Esto se puede hacer usando terapia de habituación. Y el hecho es que la terapia de habituación es a menudo utilizada para esto. Mediante una reprogramación del cerebro y las reacciones del sistema nervioso autónomo al ruido, los síntomas del Acúfeno pueden ser aliviados. He aquí cómo funciona:

1. En primer lugar, se debe identificar la actividad neuronal relacionada con el Acúfeno
2. Una vez que se realizado la identificación, debe ser bloqueada por redes de neuronas en el sistema auditivo
3. Esto le impide llegar a la zona de la corteza, donde puede desarrollarse un circuito negativo, causando así angustia e incrementando los síntomas (y la reacción del paciente a los mismos).

Una vez que estas tres cosas han tenido lugar, el paciente todavía puede oír el ruido del Acúfeno, pero él o ella no está preocupado por este. Por supuesto, todo esto lleva tiempo, por lo que la persona necesita mantener la paciencia cuando se utiliza la terapia de habituación

También es importante señalar aquí que la habituación no cura el Acúfeno. El ruido se mantiene. En realidad, ayuda a que el paciente cambie la percepción de ese ruido de manera que ya no es un problema. Es como escuchar el golpeteo de la lluvia en el techo. Al principio usted puede notarlo, pero dado que no tiene ninguna reacción negativa al mismo, es muy probable que deje de pensar en ello. Es cierto que la lluvia continúa haciendo la misma cantidad de ruido, simplemente usted dejar de concentrarse en él y por lo tanto, no le molesta. Eso es exactamente lo que intenta lograr la habituación: quitar el poder al Acúfeno y sustituirlo por una actitud de "a nadie le importa".

Esto puede parecer maravilloso, pero ¿cómo exactamente puede alguien que sufre con este ruido sin fin en la cabeza por fin encontrar la paz? En la siguiente sección, usted aprenderá 4 pasos básicos para reestrenar su cerebro y hacer que el Acúfeno deje de controlar su vida. Es posible liberarse de todo ese ruido. ¿No es hora de que aprenda cómo lograrlo?

TERCERA SECCIÓN: EL PLAN DE 4 PASOS PARA DESHACERSE DEL ACÚFENO

Antes de profundizar en los cuatro pasos para reentrenar a su cerebro para detener el ruido del Acúfeno, primero debe averiguar qué tipo de Acúfeno tiene, y a qué categoría pertenece. Comencemos con una visión general de los distintos tipos de Acúfeno que los pacientes sufren:

Los Tipos de Acúfeno

Acúfeno Objetivo

Puede no ser consciente de ello, pero su cuerpo hace mucho ruido durante todo el día. Su corazón late, sus pulmones inhalan y exhalan, y sus arterias palpitan, entre otras cosas. A pesar de que estos sonidos son constantes, pocos de nosotros los percibimos. Así pues, si nuestros cuerpos son tan ruidosos, ¿por qué no escuchamos lo que está pasando? Hay varias razones para esto. En primer lugar, la mayoría de nuestros órganos están aislados por los tejidos de protección, los músculos y la piel, y debido a esto el ruido es reprimido. Pero, la razón más importante por la que no solemos escuchar nuestro cuerpo trabajando se debe a que nuestro cerebro filtra (o simplemente ignora) estos ruidos normales. Hasta que cambian, indicando así problemas, el cerebro simplemente no nos permite "escuchar" los ruidos en el interior. Ello es una buena cosa también, pues es probable que nos volvamos locos si percibiéramos todos los sonidos que realizan nuestros órganos internos.

Sin embargo, existen personas que pueden oír los sonidos dentro de su cuerpo. Esto se llama Acúfeno objetivo.

Para las personas con Acúfeno objetivo, estos ruidos corporales interiores se vuelven más agudos (y más perceptibles), causando dificultades en la audición, y parece que no hay forma de escapar del ruido constante.

Una forma de comprender mejor el Acúfeno objetivo es tomar conciencia de los sonidos más comunes dentro del cuerpo humano que lo ocasiona:

1. El Sistema Circulatorio - una de las causas más comunes del Acúfeno objetivo es el flujo de sangre a través de largos vasos sanguíneos en la cabeza o incluso en las pequeñas arterias en el oído, o aquellas que conducen a la oreja.
2. El Corazón - el corazón puede latir a veces muy fuerte, por lo que las personas con una gran sensibilidad a los sonidos pueden percibir fácilmente el ruido que

hace.

3. El Esqueleto - usted puede haber pensado que su esqueleto permanece relativamente silencioso durante todo el día, ¡pero eso es incorrecto! Además de la circulación, el esqueleto (por lo general los huesos de la mandíbula, el cuello y la espalda) es la mayor fuente de Acúfeno objetivo. La causa más común comprende algún tipo de lesión, deterioro o artritis. Por supuesto algunas personas reportan también articulaciones que suenan en otras partes del cuerpo, pero en el Acúfeno, lo que más afecta son los que están más cerca de la cabeza y los oídos.

4. El Velo del Paladar. Si bien los músculos rara vez causan ningún tipo de Acúfenos, se ha informado que la contracción del velo del paladar es una fuente de Acúfeno objetivo.

Acúfeno Subjetivo

Con bastante frecuencia, un paciente describe los sonidos que escucha sólo para enterarse de que simplemente radica en la cabeza. Cuando no hay ruidos externos o internos que puedan ser la causa que origina el Acúfeno de un paciente, se le considera *subjetivo*. Esto de ninguna manera significa que el paciente no está escuchando estos sonidos, o que solo los están imaginando. Los sonidos del Acúfeno son reales. Es sólo que, a veces nadie más puede oírlos, o es capaz de encontrar una razón para ellos.

Ya sea que pueda hallarse una razón para este mal funcionamiento o no, esto no significa que el cerebro no está grabando o reproduciendo sonidos previamente oídos en la cabeza del paciente. Como cuestión de hecho, la mayoría de casos de Acúfeno subjetivo están eventualmente vinculados a algún tipo de mal funcionamiento en el cuerpo, incluyendo el centro auditivo y el sistema nervioso. Cuando esto sucede, el órgano o sistema que funciona mal puede en realidad enviar impulsos sonoros al cerebro, indicándole que un sonido ha sido escuchado, incluso cuando no ha sido así. Esto puede causar confusión en la comunidad médica con respecto a lo que realmente se escucha, y que sonidos solo se perciben.

Otra fuente de Acúfeno subjetivo son todos esos sonidos desconocidos internos que se originan en las profundidades del cuerpo mismo. Si nadie más ha señalado haber escuchado un sonido determinado antes, puede ser considerado subjetivo, cuando en realidad, es más bien objetivo. Esto es porque se trata de un sonido real producido por el cuerpo, y uno que sólo el paciente puede oír.

Acúfeno Mono vs. Stereo

El Acúfeno se presenta en muchas formas diferentes, pero las más comunes están en relación con el nivel de intensidad del ruido que escucha la persona (su frecuencia); la frecuencia con que se escuchan (su duración), y el número de sonidos que se escuchan. Si bien la mayoría de los personas afectadas por Acúfeno señalan que oyen un solo ruido a la vez, un 26% indica que escucha dos sonidos y el 6% puede escuchar tres o más en un momento dado.

Además, los pacientes pueden escuchar ruidos en un oído o en ambos a la vez; o el ruido puede pasar de un oído a otro en una especie de efecto estéreo. En casos más raros, se ha observado que algunos pacientes experimentan la sensación de ruido sin realmente escucharlo.

Estos tipos de Acúfeno estéreo pueden ser aún más graves si tales ruidos constituyen ruidos de una frecuencia especialmente elevada y se dan en forma permanente.

Acúfenos Significativos vs Acúfenos Leves

Puede ser especialmente difícil determinar cuán significativo es el Acúfeno de un individuo debido al hecho que distintas personas reaccionan al ruido producido por el trastorno de diferentes maneras. Mientras que una persona puede ser capaz de tolerar
varios ruidos diferentes a una frecuencia menor, otros al escuchar un solo zumbido continuo a un volumen alto pueden hallar el trastorno incapacitante.

En términos generales, si el Acúfeno es más esporádico, a pesar de su frecuencia de volumen, el paciente será capaz de hacer frente a sus síntomas en mejor forma. Muchos afectados admiten que no es necesariamente el volumen del ruido lo que ellos encuentran tan estresante, sino su naturaleza constante. "Si solo pudiera tener un descanso", señalan muchos, "Podría manejar la situación".

Para fines de diagnóstico, el Acúfeno insignificante es simplemente el Acúfeno que se experimenta de vez en cuando, y el paciente es capaz de "convivir" con el durante un ataque. El Acúfeno significativo por el contrario es considerado más debilitante, y puede causar otros problemas graves como la depresión, la deficiencia del sistema inmunológico e incluso pérdida de la audición.

Las Categorías de Acúfeno

Otra cosa a considerar es la categoría de Acúfeno que padece. Cuando planifique su Programa de Reentrenamiento, debe recordar que hay cinco categorías principales de Acúfeno, e incluyen:

Categoría 1: Acúfeno de Bajo Impacto o Sin Impacto

Los nuevos pacientes que no han tenido tiempo de hacer asociaciones negativas con su Acúfeno pueden reconocer su presencia y estar ligeramente contrariados, pero no les preocupa aún. Un paciente con Acúfeno categoría 1 encuentra el ruido levemente molesto, pero no ha permitido que se inmiscuya en su vida y en su felicidad. La persona acepta el ruido y sigue adelante con la vida como de costumbre. Este paciente es el más fácil de tratar, ya que no ha desarrollado aun circuitos negativos. Generalmente, sólo una o dos sesiones de reentrenamiento son necesarias para mantener el ruido bajo control o para deshacerse de él por completo.

Categoría 2: Acúfeno de Alta Severidad Sin problemas Relacionados con la Audición

Los pacientes en esta categoría sufren de zumbidos de Acúfeno severo, pero no muestran ningún tipo de razón física por el ruido o alguna pérdida de audición. Su Acúfeno no esta relacionado con el daño, como puede ser el caso de alguien que está continuamente expuesto a ruidos fuertes en el trabajo o en el hogar. A Los pacientes de la categoría 2 generalmente se les provee de un audífono especial que puede enmascarar el ruido que oyen y reentrenar al cerebro para dejar de notarlo. Por supuesto, la persona también está recibiendo entrenamiento intensivo para Acúfeno y asesoramiento
de comportamiento/emocional, ya que puede ayudarle a lidiar mejor con la enfermedad.

Categoría 3: Acúfeno Agravado por una Pérdida de Audición

Los pacientes de la categoría 3 sufren de ruido de Acúfeno, y sin embargo se esfuerzan para seleccionar y escuchar las voces y los sonidos que quieren y necesitan. Esto puede ser especialmente frustrante ya que tiende a afectar su calidad de vida. Este paciente se puede tratar de dos maneras - mientras el reentrenamiento para el Acúfeno se encuentra en marcha, se deben utilizar audífonos para amplificar el ruido para que el paciente pueda oír los sonidos a su alrededor. Estos dispositivos también se pueden utilizar para enmascarar los ruidos internos, en el supuesto de que el paciente puede manejar el ser bombardeado con tanto ruido.

Categoría 4: Hiperacusia con o sin Acúfeno

Para algunas personas, el sonido de hecho duele. Esa es la hiperacusia. Puede o no puede ser constante (como en el caso del Acúfeno), pero sí lastima físicamente. La mayoría de los pacientes experimentan una combinación de ambos. El tratamiento para el Acúfeno Categoría 4 requiere el uso de un equipo de generación de sonido para desensibilizar al paciente a diferentes tipos y frecuencias de sonido. El dispositivo se utiliza a corto plazo, y cuando se utiliza junto con ciertos amplificadores puede ser muy eficaz.

Categoría 5: Hiperacusia Causada por Exposición a Ruido

Los que pertenecen a esta categoría son los más difíciles de tratar. Los pacientes de la categoría 5 sufren de hiperacusia severa que es causada por la exposición prolongada a ruidos fuertes. El tratamiento normal es imposible, ya que incluso el más leve ruido puede causar síntomas insoportables. Debido a esto, debe introducirse un muy bajo nivel de sonido mediante aparatos de audición durante un largo período para la desensibilización del paciente.

¿Por qué es importante entender el tipo y la categoría de Acúfeno para tratar sus síntomas? Como puede ver, el grado de su malestar está directamente conectado con diferentes características. Hasta que no se puede clasificar con precisión su Acúfeno, puede ser muy difícil (sino imposible) desarrollar un adecuado programa de reentrenamiento. Si usted no puede clasificar correctamente el Acúfeno, podría terminar empeorando los síntomas.

Por otra parte: la mayoría de los pacientes pasará de una categoría a otra durante el Reentrenamiento y su tratamiento debe cambiar en función de la categoría. Esta es una señal de que está funcionando. El objetivo por supuesto es llegar a la primera etapa, donde el ruido del Acúfeno no es una molestia - o apenas es notado.

PRIMER PASO: Evaluación y Diagnóstico

Ahora que usted entiende mejor lo que está causando su Acúfeno y lo puede clasificar, es hora de comenzar a explicar los cuatro pasos principales para desarrollar un plan de reentrenamiento exitoso. El Primer Paso consiste en lograr una evaluación formal y diagnóstico. Sin esto, usted no tiene idea de cómo proceder.

La Evaluación del Acúfeno debe ser un enfoque desde múltiples ángulos. Esto a veces puede ser un poco frustrante para los pacientes, a menos que realmente comprendan por qué se les está haciendo tantas preguntas, y por qué su especialista en reentrenamiento está observando tantos aspectos diferentes de su trastorno. Recuerde, la Terapia de Reentrenamiento para el Acúfeno es un enfoque muy estructurado para el tratamiento que incluye una evaluación a fondo y diagnóstico antes de poder diseñar un programa de tratamiento individualizado.

La etapa inicial de cualquier evaluación de Acúfeno comienza cuando el médico registra la historia del paciente. Esta primera entrevista suele comenzar con un cuestionario básico que se le pide llenar al paciente ya sea en casa antes de la cita o en el consultorio del médico cuando él o ella llegan para su consulta.

Algunas de las cosas que el cuestionario es probable que cubra es su historial médico, medicamentos que utilice; su estilo de vida (si fuma, bebe, etc.), así como algunas preguntas básicas acerca de su Acúfeno (cuando empezó, qué tan grave es; qué cosas agravan los síntomas y, si el Acúfeno está causando otras dolencias físicas, etc.)

Una vez que el cuestionario del paciente ha sido revisado, se lleva a cabo generalmente una entrevista personal. Esto es cuando el médico o consejero comienza a profundizar en las cosas que podrían haber generado el Acúfeno, y el profesional trata de conocer cómo puede estar afectando la vida cotidiana del paciente. Las preguntas que se formulen en esta entrevista más personal serán un poco más íntimas, pues el médico trata de descubrir el estrés y sentimientos tras las señales del Acúfeno.

La evaluación de cómo el Acúfeno esta afectando la vida de un paciente es esencial para desarrollar un tratamiento que funcione para aliviar el ruido escuchado.

Durante la última fase de la evaluación personal y de historial, el médico puede pedir al paciente que evalúe su propio Acúfeno para ver cómo lo percibe el paciente. El profesional estará tratando de clasificar el Acúfeno utilizando la información recibida de las entrevistas escritas y orales.

El siguiente paso en la evaluación de un paciente y el diagnóstico es la evaluación auditiva. Esto requiere la comprobación de cualquier pérdida física de audición en el paciente. Puede alertar al médico acerca de las anomalías físicas y/o daños en el oído y la cóclea. Es importante determinar el estado auditivo, ya que algunos pacientes pueden necesitar ayuda de amplificación durante la terapia.

Algunas de las pruebas auditivas que pueden realizarse son:

· nivel de malestar sonoridad (LDL por sus siglas en ingles) – comprueba si existe hiperacusia
· audiograma de tonos puros
· discriminación del habla
· nivel de enmascaramiento mínimo

Ninguna de estas pruebas por sí solas pueden ayudar al médico a llegar a un diagnóstico definitivo y planificar el Tratamiento de Reentrenamiento, pero cuando se combinan con las entrevistas escritas y orales, si pueden.

Usted se estará preguntando sobre algunas de las otras pruebas de Acúfeno que no figuran en esta lista, tales como las pruebas de intensidad y percepción de tonos. Bueno, ya que la intensidad y el tono del sonido no tiene nada que ver realmente con el Acúfeno, sería inútil darse el tiempo para hacer estas pruebas cuando está tratando de desarrollar un Método Neurofisiológico de Reentrenamiento del cerebro para eliminar el ruido del Acúfeno.

Una prueba que es esencial para definir el Acúfeno de un paciente es la prueba LDL mencionada anteriormente. Sin una prueba precisa de LDL, es imposible crear un programa exitoso de reentrenamiento que no sobre-estimule el sistema límbico y el sistema nervioso autónomo (lo que podría aumentar los síntomas de Acúfeno). Las pruebas son generalmente realizadas utilizando un tono de prueba intermitente para examinar la aceptabilidad sonora y el agravamiento de frecuencia. Aunque no es una prueba de resistencia, es importante darse cuenta de que una prueba de LDL se usa para determinar la cantidad de sonido que el paciente puede tolerar, y esto ayuda al médico a efectuar un modelo de terapia efectiva. Recuerde que la prueba no puede causar más daño o crear nuevos sistemas, sino que es simplemente una herramienta de evaluación.

Una vez que la evaluación auditiva es terminada, el profesional médico a cargo es probable que comience una evaluación médica completa para asegurarse de que no hay razones subyacentes físicas o médicas para el Acúfeno (daños en el oído, enfermedad de Meniere, una infección o incluso un tumor cerebral, etc.).

La evaluación médica por lo general consiste de un examen físico completo, una revisión de todos los problemas médicos, análisis de sangre, tomografías computarizadas y resonancias magnéticas, así como derivaciones a otros especialistas si es necesario, incluida la atención psiquiátrica. Una revisión de tratamientos anteriores de Acúfeno también es necesaria, ya que algunos de estos tratamientos pueden interferir con la eficacia del modelo Neurofisiológico de tratamiento, si no se ajusta.

Además de la evaluación de salud general que se realiza, los pacientes deben ser conscientes de que también se debe realizar un examen otorrinologico completo para verificar si se presenta por ejemplo:

· retención de líquidos en el oído medio
· inflamación
· presión negativa
· masas vasculares
· sonidos somáticos (sonidos creados por el cuerpo)
· compresión yugular
· función cerebral y equilibrio
· daño a los nervios

En el caso que se encuentre una razón patológica para los sonidos del Acúfeno, se puede tratar mediante una variedad de fármacos y/o procedimientos quirúrgicos.

Una vez que la revisión médica de un paciente con Acúfeno se concluye, todas las pruebas presentadas a través del proceso de evaluación pueden ser estudiadas para determinar un diagnóstico correcto e integral. Si bien el método Neurofisiológico para tratar el Acúfeno es altamente eficaz cuando se realiza correctamente, un mal diagnostico o un error en la categorización de los síntomas puede causar más problemas, porque esto puede significar que una incorrecta desensibilización y equivocados métodos de asesoramiento podrían ser utilizados.

Al diagnosticar el Acúfeno, los pacientes se colocan en una de las cinco categorías ya discutidas. El tratamiento de reentrenamiento se basa en esta clasificación. Por supuesto, a medida que progresan a través de terapia, la clasificación va a cambiar, y el tratamiento será alterado.

Cuando se clasifica a los pacientes, se deben considerar los siguientes factores:

· la severidad del ruido del Acúfeno
· la duración del ruido del Acúfeno
· la presencia de hiperacusia
· el grado de la hiperacusia
· existe un aumento en los síntomas cuando se escuchan ruidos fuertes

La terapia de reentrenamiento para el Acúfeno y la orientación se diseñan para cubrir todos los aspectos de la enfermedad para desarrollar un enfoque adecuado de habituación a la terapia. Esta debe cubrir los siguientes conceptos:

· Si bien el Acúfeno no quiere decir que exista un problema médico, puede ser causado debido a un efecto secundario neurológico
· La misofonía es un resultado directo de una conexión más estrecha entre los sistemas auditivo y límbico.
· El Acúfeno puede hacer que el sistema nervioso autónomo reaccione de diferentes maneras perturbadoras incluyendo una mayor respuesta de lucha o huida, distribución hormonal, ansiedad y otros.
· Aunque los sistemas auditivo, límbico y nervioso autónomo suelen trabajar normalmente incluso cuando se presenta el Acúfeno, el trastorno puede todavía estar vinculado a una conexión incorrecta entre estos sistemas. Esto puede suceder debido a una reacción adecuada a un estímulo indebido.
· Las conexiones hechas luego empeoran por un reflejo condicionado natural.
· Es posible cambiar estos reflejos para neutralizar los efectos del ruido del Acúfeno en el paciente. Al enriquecer el ambiente sonoro a través de la habituación, la actividad de las neuronas que causan el Acúfeno se puede desactivar.

SEGUNDO PASO: Sesiones de Reentrenamiento

Aunque es imposible que un paciente se deshaga del Acúfeno a través de la Terapia de Reentrenamiento para el Acúfeno, es posible enseñar al cerebro (y a los sistemas del cuerpo como resultado) la mejor manera de reaccionar ante este trastorno, haciendo que el ruido se vuelva menos perceptible o activo. Aunque la intensidad y el tono del ruido pueden seguir igual durante todo el tratamiento, perderá sus aspectos negativos, el cuerpo dejará de reaccionar ante este, y ya no molestara al paciente. En esencia, el ruido sigue existiendo, pero pierde su poder hasta que ya ni siquiera es notado.

La orientación neuropsicológica es muy importante para el tratamiento de este trastorno. Si bien vamos a discutir las opciones generales de orientación en las próximas páginas, es importante darse cuenta de que cada paciente es diferente, por lo que es importante desarrollar un modelo de terapia individualizada que pueda resolver los problemas y necesidades específicas de una persona. Mientras que una persona que
pertenece a la categoría # 3 puede requerir ciertos aspectos en su consejería, otro paciente en la misma clasificación no puede requerirlos. Eso es lo que hace que este tipo de terapia sea tan eficaz. Aún así, vale la pena entender las opciones de asesoramiento general para entender mejor cómo funciona el tratamiento.

El propósito de este tipo de asesoramiento especializado es ayudar al paciente a comprender mejor los misterios detrás del Acúfeno. Una vez que la persona es capaz de comprender lo que está pasando (y lo que no pasa) dentro de su cuerpo, él o ella está en una mejor posición para manejar la situación. El miedo es una emoción fuerte que puede crear un poco de caos - y ruido - en el paciente con Acúfeno. Uno de los principales aspectos de la terapia de reentrenamiento es romper este ciclo de temor y emoción para controlar mejor los síntomas y detener el establecimiento de conexiones negativas.

El reentrenamiento del cerebro consiste en cambiar la percepción del paciente del Acúfeno. Esto a la larga se traducirá en la eliminación de la molestia del Acúfeno de la vida del paciente. Como ya hemos dicho, cada paciente tendrá una sesión de asesoramiento individual, pero incluso entonces, en todas ellas, los factores que siguen siendo comunes. De modo que cada paciente debe esperar que todas estas áreas formen
parte de las sesiones de tratamiento/orientación:

·   **Una explicación de los resultados de las pruebas audiológicas del paciente**

Al dar al paciente una explicación exhaustiva de sus pruebas auditivas, la persona será capaz de comprender mejor por qué se escuchan los sonidos del Acúfeno, y por qué no están relacionados con la audición real, sino que son sólo percepciones y reacciones. En los casos en que una pérdida de audición es evidente, se puede ofrecer de una manera positiva una explicación de la amplificación adecuada y la forma en que afectará el Acúfeno, de modo que no cause ningún bucle de retroalimentación negativo, ya que esto puede intensificar el ruido escuchado del Acúfeno.

· **Una explicación básica de cómo funciona el sistema auditivo**

Muchos pacientes se convencen de que su Acúfeno es un resultado directo de un mal funcionamiento de su sistema auditivo, y, sin embargo, la investigación demuestra que pocos pacientes en realidad sufren de este tipo de trastorno. Por esta razón, es esencial que entiendan exactamente cómo funciona el sistema auditivo, y el papel que desempeñan los oídos en su audición - y en su Acúfeno. Una vez que adquieran este conocimiento, podrán con mayor facilidad desconectar una razón física de su Acúfeno, y esto también le permite al terapeuta tratar al paciente con mayor facilidad.

· **Un resumen de las reglas básicas de la percepción y una explicación de cómo esto puede afectar la fuerza de la señal del Acúfeno**

El sonido no tiene que cambiar dentro de un cuarto para un paciente con Acúfeno para experimentar súbitamente malestar. Recuerde, no se trata de la intensidad o el tono del sonido, se trata de la percepción. Por ejemplo, cuando usted está viendo televisión durante el día con los niños en la casa, habrá seguramente otros ruidos a su alrededor, y puede que usted no se sienta molestado por ellos. Pero, pero ponga ese mismo programa de televisión con el mismo volumen a las 9 pm, cuando el resto de la casa está en silencio, y el ruido de pronto puede volverse insoportable. Cuando los pacientes entienden cómo la percepción de un ruido afecta de hecho la severidad del Acúfeno, ese mismo ruido de repente puede llegar a ser soportable de nuevo.

· **Una explicación de cómo funciona el cerebro y cómo trabaja en conjunto con otros sistemas en el cuerpo**

El cerebro humano es un órgano asombroso que es capaz de realizar miles de tareas prácticamente al mismo tiempo. Sin embargo a menudo, también es incapaz de hacer dos cosas a la vez en algunos casos. Este es el caso cuando se trata de la audición. Nuestros oídos están constantemente recibiendo sonidos y transmitiendo estas ondas sonoras a nuestro cerebro. Corresponde a nuestro cerebro decidir cuáles van a llamar nuestra atención. Note que en general usted no oye 50 sonidos diferentes a la vez (gracias a Dios). Sin embargo, nuestros oídos pueden estar recepcionando esos muchos sonidos en este momento. Es nuestro cerebro el que decide cual notaremos en un momento dado.

Para ello, el cerebro utiliza varias estrategias que incluyen:

1. Automatización: lo primero que hace el cerebro es, crear una serie de reflejos en la mente subconsciente que le permite hacer más de una cosa a la vez. Un gran

ejemplo de esto es la habilidad de leer música, mientras toca un instrumento. El cerebro también

prioriza de una manera que permite que el cuerpo haga frente a las cosas que necesitan atención inmediata, y aplazar los asuntos menos urgentes. La clave para la terapia de habituación es tomar esas necesidades de orden superior y neutralizar su importancia, de modo que no requieran la acción de otros sistemas del cuerpo.

Qué maravilloso es el cerebro humano, es capaz de aprender cosas nuevas y crear nuevos reflejos condicionales con el tiempo y la capacitación adecuada. Eso es lo que hace este tipo de trabajo de entrenamiento: el cerebro está abierto al cambio y ese cambio puede sanar muchas cosas, incluyendo el Acúfeno. Simplemente modificando

la fuerza de las conexiones neuronales que provoca el Acúfeno, el trastorno puede ser curado.

¿Estás preguntándote cómo es esto posible? Se necesitan dos cosas: la secuencia correcta de ejercicios y tiempo. Con el tiempo, los reflejos condicionales se pueden modificar con nuevas experiencias. Cuando se ofrece orientación al mismo tiempo para ayudar a los pacientes a ver estas nuevas experiencias de forma positiva, se pueden lograr nuevas conexiones, y desactivas las anteriores. Por ejemplo, se presenta al paciente en forma muy lenta un ruido que anteriormente causaba extremo malestar, con el refuerzo positivo durante un cierto periodo de tiempo, y cuando haya terminado, el sonido puede perder su poder negativo (y así lo hará), y el paciente será capaz de tolerarlo mejor.

Al tratar de reprogramar el cerebro, es importante tener también en cuenta la forma en que trabaja con otros sistemas importantes del cuerpo. Dado que el Acúfeno se produce cuando uno o todos estos subsistemas se ven afectados, es esencial que ellos (y sus funciones) sean incorporados cuando se diseñe el modelo de la terapia. Esto incluye:

· El Sistema Límbico: El sonido y la emoción están fuertemente vinculados entre sí. ¿Por qué ciertas canciones provocan reacciones tan fuertes en algunas personas? Si las conexiones negativas adecuadas pueden ser destruidas, puede hacerse también con las reacciones negativas, y se detiene así ciertos estímulos que evocan sonidos del Acúfeno.

· El Sistema Nervioso Autónomo: Si bien puede ser difícil controlar las funciones automáticas del cuerpo de uno mismo como la respiración y el ritmo cardíaco, es posible aprender a hacer que su cuerpo deje de responder al estrés de una manera tal que activa sentimientos tan intensos que inducen el ruido del Acúfeno.

· **Explicar cómo funciona todo esto en un paciente específico para crear los sonidos que él o ella escuchan**

Como ya hemos discutido, el Acúfeno no se convierte en un problema hasta que una conexión negativa se establece entre los tres principales subsistemas (auditivo, nervioso autónomo y límbico) y el cerebro. Cuando el nivel de actividad de estos sistemas llega a un punto determinado, el ruido del Acúfeno puede volverse más debilitante debido a la percepción de los cambios de ruido para el paciente. Una vez que el paciente se irrita con el sonido, él o ella comienzan a asociarlo con fastidio. Entonces, cada vez que oye el ruido, los niveles de tensión interna comienzan a aumentar, lo cual a su vez crea que el bucle de recuerdo negativo del que hemos estado hablando, y que plantea la severidad del Acúfeno. Es por eso que a menudo el Acúfeno se incrementa y empeora con el tiempo en muchos pacientes. Es la forma en el cuerpo reacciona ante este trastorno lo que realmente aumenta su gravedad.

Esta reacción interna del cuerpo al ruido no sólo afecta al paciente de Acúfeno, sino también a muchos otros aspectos de su salud y bienestar. Algunas de las quejas más comunes que expresan sufrir a largo plazo incluyen:

1. *Insomnio* - después de todo, puede ser difícil dormir cuando su cuerpo está en un constante estado de excitación, y está alerta a cualquier ruido en la habitación.
2. *Aumento de la Frecuencia Cardíaca / Palpitaciones* - el corazón es extremadamente sensible a la reacción del cuerpo ante situaciones estresantes, y puede agitarse por un exceso de estimulación
3. *Problemas Digestivos* – a veces se experimenta náuseas
4. *Irritación intestinal* – la diarrea es muy común entre los pacientes con Acúfeno
5. *Hipersensibilidad* – los pacientes con Acúfeno a menudo son muy sensibles a todo tipo de ruidos (incluso los débiles) y las luces brillantes.
6. *Fobias* - no es raro que los pacientes con Acúfeno experimenten miedos y fobias en relación con lo que dará lugar a este ruido sin fin en sus cabezas y oídos
7. *Depresión* - a largo plazo el Acúfeno puede volverse difícil de manejar para algunos, dejándolos susceptibles a la depresión

· **Explicar lo que es la habituación, y cómo funciona**

Lo maravilloso del cuerpo humano y el cerebro es que, puede ser alterado cuando su salud y el bienestar están en juego. Nuevos sonidos atraen fácilmente nuestra atención, que es probablemente la razón por la que los bucles negativos de recuerdos se crean tan fácilmente. Pero, la habituación se puede utilizar para hacerlos parecer poco importantes para el cerebro, si se puede establecer una respuesta emocional neutral. Esto se realiza con lenta, segura y repetida exposición junto con la retroalimentación positiva para crear una buena respuesta emocional al ruido, y esto eventualmente lo neutralizara y hará que sea imperceptible - o al menos motivará una respuesta.

Cuando el cerebro nota por primera vez un nuevo sonido, activa las vías auditivas a la corteza. La corteza evalúa este sonido desconocido y decide si es bueno o malo, y si procede o no a tomar algún tipo de acción física. Si se considera necesaria una acción (como en el caso de un sonido aterrador), los sistemas límbico y nervioso autónomo se ponen en alerta máxima.

Esta reacción en sí misma no produce Acúfeno. En la mayoría de los casos, este exceso de estimulación desaparece poco a poco cuando el cuerpo se da cuenta de que el sonido no representa una amenaza real. No obstante, si el sonido se asocia con algo negativo como podría ser el caso del chirrido de los neumáticos justo antes de un accidente automovilístico, el sonido (y otros que se le parecen) puede tener una connotación negativa, creando así el bucle de memoria que se reproduce una y otra vez en la cabeza del paciente. Esto es el Acúfeno. Algunas personas son más susceptibles a esta programación negativa que otras, lo que explica por qué algunas personas sufren de Acúfeno y otras no.

Una vez que el ruido es programado en la cabeza, la única manera de deshacerse de él es realmente ponerse en la posición de escuchar esos sonidos continuamente, hasta que comienzan a perder su eficacia y se neutralizan en el cerebro. Esto puede lograrse escuchándolos y recibiendo orientación, para cambiar esas connotaciones negativas a positivas y desviar su atención de ellos.

La forma en que un paciente reacciona a ciertos ruidos tendrá un gran impacto en lo bien que él o ella respondan al tratamiento. Los que tienden a estancarse en las emociones y pensamientos negativos es probable que tengan más dificultades para romper el ciclo del Acúfeno, mientras que aquellos con una actitud más positiva de "puedo hacerlo" encontrarán que pueden sanar más fácilmente de su Acúfeno mediante la terapia de habituación. Independientemente del tipo de persona que usted es, recuerde que la terapia de reentrenamiento no es una solución rápida, y requiere una cierta cantidad de tiempo y paciencia para funcionar.

· **Bosquejando una propuesta de tratamiento**

Es esencial que se explique al paciente un plan de tratamiento completo para que la persona entienda exactamente que medidas se tomarán para detener el ruido del Acúfeno. Esto incluye un resumen de los siguientes pasos genéricos, así como las medidas de tratamiento individualizado que se consideren necesarias por el consejero de habituación:

·   La introducción de sonido constante para ayudar al paciente a empezar a disociar sus reflejos emocionales con el sonido. Esto se puede hacer con un amplificador, máquina de ruido blanco o un tipo específico de audífono. Lo importante aquí es introducir el ruido de un modo que o bien no ofrezca refuerzo en absoluto, o muestre una reducción en el refuerzo.

·   Asesoramiento asociado durante la terapia de sonido para ayudar a un paciente a romper los vínculos negativos y sustituirlos por otros más neutrales. Es muy importante que el paciente deje de pensar - y reaccionar - al Acúfeno como un peligro, y comenzar a verlo como lo que es - sólo ruido. Esta es la única manera de quitarle su poder y su capacidad de ser tan molesto.

·   Cuando se introduce por primera vez la terapia de sonido, el paciente es dirigido para notarlo, por lo que la persona en forma consciente puede intentar cambiar la percepción y reacción al mismo. Puesto que no hay manera de detener completamente la reacción subconsciente del cuerpo al ruido, es importante encontrar maneras de reducir el impacto.

·   Durante la parte de la terapia de sonido que forma parte del proceso de habituación, los ruidos del Acúfeno que se experimentan comenzaran a disminuir en fuerza y volumen.

· **Respondiendo todas las preguntas del paciente**

Por supuesto ningún tratamiento de reentrenamiento puede tener éxito si el paciente no lo entiende completamente y lo acepta. La habituación requiere un esfuerzo para la recuperación entusiasta e incondicional, y por lo tanto, el asesor debe estar dispuesto a compartir toda su experiencia con el paciente, contestando todas las preguntas sobre el Acúfeno y sus opciones de tratamiento para hacer que funcione. Cuando se trata de un tratamiento Neurofisiológico, el conocimiento verdadero es el poder. Contando con el conocimiento suficiente, un paciente puede encontrar alivio - y lo encontrará.

TERCER PASO: la Terapia de Sonido

Un componente indispensable de este tipo de tratamiento es la terapia de sonido, o la introducción del sonido para neutralizar su efecto. Puede sonar ridículo a un paciente con Acúfeno que se introduzca más sonido en la cabeza, cuando lo que él o ella ya esta escuchando le produce tanto trastorno - pero realmente funciona. Esta no es está destinado a enmascarar o bloquear el ruido del Acúfeno per se - la terapia de sonido mas bien tiene la intención de ayudar al paciente a dejar de concentrarse en el ruido del Acúfeno, y ofrece una manera segura para que el organismo lo neutralice. Esto se hace mediante la exposición continua a sonidos pre-seleccionados y tonos que se sabe ayudan a los pacientes con Acúfeno a cambiar su percepción y reacción a ciertos sonidos.

Hay varios métodos diferentes para usar la terapia de sonido:

· introducir al paciente a nuevos sonidos
· aumentar el volumen de los sonidos existentes
· amplificar sonidos ambientales con la ayuda de audífonos
· mediante la utilización de generadores de sonido especializados

La mayoría de los pacientes descubren que más de un método de terapia de sonido se utiliza durante el curso del tratamiento - ¡Y algunas veces pueden ser utilizados al mismo tiempo! El enfoque final que se adopte debe ser determinado de acuerdo a su categorización del Acúfeno.

Una de las cosas más importantes que los pacientes de Acúfeno deben llegar a entender es la importancia de no evitar el ruido. La terapia de sonido requiere que se rodeen con algún tipo de ruido ambiental (aunque controlado) las 24 horas al día. Esta es la única manera de neutralizar los efectos de los sonidos escuchados. Al vivir en completo silencio (lo que muchos pacientes de Acúfeno se esfuerzan por realizar), en realidad puede intensificar la gravedad de sus síntomas, haciendo que incluso el sonido más débil adquiera un significado mayor en su mente subconsciente y en el cuerpo.

Algunos de los mejores sonidos de fondo se pueden encontrar en la naturaleza (viento, lluvia, pájaros, etc.), y por lo tanto a menudo se utilizan en la terapia de sonido. No sólo son capaces de hacer que la persona se relaje, sino que generalmente se halla que son mucho menos molestos que los sonidos hechos por el hombre. Por lo tanto, son más eficaces en la terapia de sonido.

La introducción de estos sonidos extra es una gran manera de disminuir la intensidad del Acúfeno, y esto se puede lograr muy fácilmente usando un reproductor de CD de sobremesa o algún otro generador de sonido.

Sin embargo asegúrese que el sonido sea neutral y que, no evoque ninguna emoción - esto es importante cuando usted está decidiendo qué tipo de sonido introducir.

Uno de los mayores beneficios del enriquecimiento de sonido, por ejemplo, es su capacidad para proporcionar un sonido de fondo neutro en la noche que puede ayudar a reducir la intensidad del Acúfeno, y permite a los pacientes conseguir un sueño reparador.

Seleccionando los Sonidos de la Terapia

El efecto que la habituación tendrá sobre la tolerancia de sonido de un paciente depende en gran medida de su intensidad. Si el nivel del sonido está muy cerca del umbral de audición del paciente, puede más bien empeorar el Acúfeno. Para disminuir el ruido del Acúfeno, la terapia de sonido debe ser capaz de acortar la señal entre el Acúfeno y la actividad neuronal de fondo. ¿Cómo se hace? Esto se puede hacer, verificando que el sonido de fondo no evoque sentimientos negativos o reacciones, y que el paciente comprenda la percepción de su Acúfeno y por qué puede estar en el camino de la recuperación. También es necesario garantizar que los sonidos de fondo que se introducen no atraigan la atención del paciente. En otras palabras, estos sonidos no deben distraer o irritar a la persona.

Recuerde que para hacer que la terapia de habituación trabaje correctamente, los nuevos sonidos que se presentan no pueden ser molestos en modo alguno, y el sonido del Acúfeno de ser conservado. Sí, conservado. Es imposible reestrenar al cerebro para ignorar el ruido del Acúfeno, si usted intenta enmascararlo con medicación u otros métodos. El paciente debe ser capaz de escucharlo para detenerlo.

Usando Generadores de Sonido

Uno de los principales componentes de la terapia de sonido es el mantenimiento de un nivel constante de sonido, es algo difícil de lograr, aun cuando se estén utilizando las mejores máquinas. Por esta razón, muchos pacientes optan por usar un generador de sonido (muy similar a un audífono) en sus oídos. Esto permite que sonidos específicos en niveles y tonos determinados sean generados en los oídos y en el cerebro a una tasa constante durante todo el día y la noche.

Con tantas opciones de aparatos de banda ancha disponibles en la actualidad, es fácil para todos los pacientes encontrar uno que se adapte a sus necesidades, nivel de comodidad y requisitos de la terapia de habituación.

Una nota de advertencia: los generadores de sonido por sí solos no puede curar al paciente con Acúfeno. El hecho es que esto es sólo un componente individual de un método de tratamiento muy estructurado. Si bien son una parte integral del proceso de reentrenamiento, un alivio real sólo puede obtenerse si el paciente opta por un asesoramiento apropiado en forma conjunta.

Elegir el Generador de Sonido Correcto

Hay básicamente dos tipos de generadores de sonido para elegir:

· generadores detrás de la oreja
· generadores en el oído

Dado que ambos trabajan relativamente de la misma manera (emiten la cantidad justa de ruido en el nivel y tono perfecto de forma constante), son capaces de proporcionar al paciente con el ruido de fondo necesario para iniciar el proceso de habituación. La mayor diferencia entre estos dos modelos es la comodidad. Si bien a algunas personas no les importa tener el aparato dentro de sus oídos, produciendo un eco del ruido directamente en el tímpano, otras pueden encontrar la cercanía del ruido y la instalación del generador perturbador e incómodo.

Recuerde cuando elija un generador de sonido que será utilizado en ambos oídos. Esto creará una estimulación más asimétrica del sistema auditivo. Si usted no trata ambas partes del sistema auditivo, su Acúfeno puede pasar de un lado a otro, o usted puede terminar curándose de un lado y no del otro.

Visite un especialista en moldes calificado cuando se le instale el generador de sonido. Un molde adecuadamente ajustado en el oído es muy importante para asegurarse de que el ruido ambiental no se reduce de ninguna manera, ya que se necesita para una terapia apropiada.

Cuando se trata de elegir la mejor marca y modelo de generador de sonido, asegúrese de obtener aquel con el que usted esté más cómodo estéticamente, y también asegúrese que se genera el sonido adecuado, y que se ajusta bien. Aunque casi cualquier máquina puede trabajar, usted debe ser capaz de tolerarlo y usarlo.

Cuando se trata de utilizar su generador de sonidos nuevos para la terapia, deberá:

· trabaje por lo menos 8 horas durante el día (mientras más lo lleve puesto, será mejor)
· trabaje cuando haya poco ruido de fondo o muy bajo como en las tardes. Sin embargo, evite usar el dispositivo de noche porque puede encontrar que dormir es un problema.

Los generadores de sonido por sí solos no pueden curar el Acúfeno. El asesoramiento también es necesario para afrontar el trabajo duro que tiene por delante de romper esos bucles de retroalimentación negativos que están creando todo ese ruido. Sin embargo, son un aspecto importante de la terapia de habituación y a los pacientes a los que se les ha recomendado usarlos deben entender cómo funcionan.

CUARTO PASO: *Prevención*

Cuando se trata de su salud, se dice que "Una onza de prevención vale una libra de cura". Lo mismo puede ser cierto para el tratamiento del Acúfeno. Si bien tiene mucho sentido que se mantenga alejado de los ruidos fuertes durante largos períodos de tiempo, porque esto puede causar daño, son muy pocos los que se dan cuenta del peligro del silencio.

Es cierto. El silencio puede ser uno de los mayores inductores de Acúfeno nunca. En un mundo donde nadie descansa, el silencio en realidad se considera "oro". Después de todo, ¿quien no disfrutaría de un día sin el timbre del teléfono; sin las riñas de niños; las bocinas en las autopistas interrumpiendo los pensamientos? Estamos rodeados por ruido constante, y la mayoría de nosotros sólo queremos un poco de alivio.

El problema es que nuestros cuerpos no están diseñados para un silencio total. Si bien puede ser bueno para nosotros alejarnos del ruido hecho por el hombre por un tiempo, no es bueno tratar de detener todo el ruido. Si lo hace, corre el riesgo de alterar los receptores en las vías auditivas, que pueden crear hiperacusia, haciendo que todos los sonidos (incluso los naturales calmantes) sean dolorosos de escuchar.

No sólo el ruido relajante natural (viento, animales, lluvia, etc.) fortalece sus vías auditivas, sino que ayuda a calmar también el sistema límbico. Y esto reduce el riesgo de alterar el sistema nervioso autónomo.

Es muy importante que la persona que sufre de Acúfeno entienda esto. Con demasiada frecuencia, los que se sienten bombardeados con ruidos de Acúfeno tratan de escapar intentando que el entorno esté en silencio. Pero, esto sólo aumenta la severidad de su trastorno. ¡Lo que están haciendo para conseguir una curación es sólo aumentar el problema! Ahora, en vez del cuerpo reaccionando a ruidos específicos, reacciona a todo el ruido. Para combatir esto, asegúrese de no tratar de sobreprotegerse a sí mismo del ruido. Permita tener un poco, usted se sorprenderá con el resultado.

Los que viven o trabajan en ambientes excesivamente ruidosos deben tomar precauciones especiales para evitar que el ruido dañe su cóclea.

Por ejemplo, alguien que trabaja en una fábrica debe usar tapones para los oídos para prevenir el daño. Sólo asegúrese de no evitar otros ruidos cuando esté dejando ese ambiente o se convierta en una víctima de los riesgos de los efectos adversos descritos anteriormente.

Otro método de prevención del que los pacientes de Acúfeno deben estar conscientes es la orientación negativa. Con demasiada frecuencia, un nuevo paciente de Acúfeno es bombardeado con pensamientos negativos y sugerencias de sus amigos, familiares e incluso médicos que en realidad aumentan sus síntomas. Que le digan que no hay nada que se puede hacer para aliviar su sufrimiento, o que simplemente tiene que aprender a vivir con él, seguramente empeorará su Acúfeno debido a la asociación negativa. De repente, el Acúfeno se convierte en una cosa mala de la que no puede alejarse, y el bucle de recuerdos negativos reproducirá el ruido perturbador más fuerte.

Un mejor enfoque sería ayudar al paciente a entender lo que es el Acúfeno - y lo que no es - y tranquilizarlo informándole que hay ayuda disponible, y que, es posible superar esta enfermedad. Sólo cuando la persona está convencida, él o ella estará abierto a la ayuda necesaria para deshacerse de este molesto ruido para siempre.

PASO 4:

DESINTOXICACIÓN Y DEPURACIÓN SU CAMINO A LA LIBERACIÓN DEL ACÚFENO

Felicidades por llegar hasta acá. Ahora es el momento de sentar una de las bases más importantes para hacer frente al Acúfeno mediante la eliminación de las toxinas de su cuerpo con la limpieza y re-generación de sus intestinos, hígado y riñones. Este paso implica una dieta de limpieza a base de zumos de 3 días que es seguido por un programa de limpieza de parásitos de 7-días junto a un programa de limpieza de metales pesados y un protocolo de desintoxicación del hígado.

¿POR QUÉ LIMPIAR?

Un buen programa de limpieza no sólo lo liberará de los síntomas de muchas enfermedades (que se manifiestan como dolor crónico, pérdida de cabello, trastornos hormonales, Acúfeno y problemas de audición), también le otorgara claridad mental y un importante impulso de energía y le hará olvidarse de muchos pensamientos y sentimientos negativos.

La mayoría de las personas que sufren de Acúfeno tienden a pasar por alto la salud del hígado y del intestino, en relación con el Acúfeno. El Acúfeno puede suceder debido a un efecto secundario de demasiada acidez. En otras palabras, puede ser el resultado de un sistema que está congestionado con toxinas.

Cuando el sistema digestivo se pone lento y cargado de tóxicos, se debilita y es mucho menos eficaz. Los tóxicos en los intestinos conducen a la intoxicación de la sangre y a un hígado perezoso. Un hígado débil y lento que es incapaz de manejar el exceso de acidez y la sobrecarga tóxica liberará toxinas a otras partes del cuerpo como los riñones, el corazón, los oídos, el cerebro, la piel, la linfa, la nariz y otros. Y esto conducirá a los síntomas que comienzan a aparecer en el órgano donde las toxinas han decidido instalarse. Senos paranasales obstruidos por ejemplo, repercutirán en los oídos.

Antes de que cualquier afección como infecciones del oído, problemas de audición, o Acúfeno puedan curarse permanentemente, estas toxinas deben ser eliminadas.

Un programa de limpieza profunda finalmente ayudará a la liberación de las toxinas del cuerpo del hígado, los riñones y del sistema linfático. Si es seguido de un proceso de depuración del hígado, fortalecerá y potenciará la función de estos órganos vitales de eliminación, resultando en un sistema interno más equilibrado y eficaz que es capaz de auto-sanarse y manejar muchas infecciones, y trastornos hormonales, así como trastornos relacionados con el sistema inmunológico.

La forma más fácil y más barata de limpiar el colon, la sangre y el sistema linfático es mediante la realización de una serie de limpiezas a base de zumos que se combina con varias técnicas de estimulación de la desintoxicación.

La dieta de limpieza a base de zumos de 3 días es un paso crucial en el Sistema para Entender y Superar el Acúfeno. Usted será capaz de limpiar y reconstruir los órganos de eliminación, ayudar al cuerpo a expulsar las toxinas acumuladas y combatir las infecciones.

Nota: Recomiendo combinar las sesiones de limpieza a base de zumos con el excelente kit de limpieza de colon disponible aquí: http://www.BlessedHerbs.com

EL Ayuno

¿Qué Es el Ayuno?

El ayuno es una técnica sencilla en la que usted se abstiene de consumir cualquier alimento o tipos específicos de alimentos durante un período determinado de tiempo, y esto permitirá que su cuerpo se recupere y se sane. Es un hecho que el cuerpo humano tiene la extraordinaria capacidad de curarse a sí mismo.

Cuando consumimos alimentos, nuestro cuerpo está ocupado en digerir, procesar, analizar y asimilar la comida. Cuando tenemos estrés o realizamos una actividad física, el cuerpo es incapaz de evacuar las toxinas que han entrado y se encuentran almacenadas en el sistema. Cuando ayunamos, nuestro cuerpo automáticamente concentrará su energía en la eliminación de las sustancias nocivas y la limpieza del sistema, se recuperará y se sanará a sí mismo de los distintos trastornos y aflicciones que pueden estar presentes.

El principio es simple - dejamos que el cuerpo rejuvenezca y se cure a sí mismo porque hemos dejado de comer, y le permitimos al cuerpo el suficiente tiempo para hacer otras tareas.

¿Por qué Debes Ayunar?

Nuestro cuerpo está limitado en su capacidad de evacuar y eliminar grandes cantidades de productos químicos tóxicos acumulados y materiales extraños que se acumulan a través del estrés y la ansiedad, o han entrado a través de alimentos tóxicos que hemos consumido. Estos materiales tóxicos y otros contaminantes son peligrosos para nuestra salud, ya que se mezclan con la sangre que se almacena en nuestros tejidos y órganos vitales. Estos venenos generan una carga sustancial sobre nuestros órganos de eliminación, tales como los intestinos, los riñones y el hígado.

Cuando estas toxinas entran en nuestro sistema, el cuerpo humano se enferma. Cuando nuestro cuerpo no es capaz de manejar la cantidad de toxinas que se mezcla con la sangre y que haya alcanzado algún órgano, nos enfermamos.

El sistema de una persona se llena con todo tipo de toxinas (diferentes tipos de metales, medicamentos, desechos metabólicos, etc.), y el cuerpo busca salidas de emergencia para la descarga de estos materiales tóxicos. Y a menudo, el órgano que el cuerpo elige para expulsar sus residuos se ve afectado y los síntomas de la enfermedad se observan.

Si el cuerpo trata de evacuar las toxinas de los pulmones, puedes coger un resfriado. Si evacua toxinas a través de sus pies, usted se infecta con pie de atleta. Hay varios síntomas que se generan a partir de la sobrecarga de tóxicos, tales como dolores de cabeza, congestión nasal, alergias, confusión, diarrea y la infección con hongos.

La piel es también un órgano a través del cual estas toxinas son eliminadas. Se cree que las enfermedades crónicas se desarrollan cuando el cuerpo se vuelve extremadamente intoxicado y se hace difícil tratar los órganos.

El ayuno es una excelente solución que alivia el cuerpo de las sustancias tóxicas almacenadas y le permite ganar fuerzas, sanar y fortalecerse. A la larga el ayuno limpia el torrente sanguíneo, las células de los tejidos y los órganos internos y los prepara para el proceso de curación extrema.

Tipos de Ayuno

Muchos tipos de dietas son también conocidas como ayunos, aunque no lo son particularmente. El ayuno en el sentido estricto es simplemente evitar cualquier tipo de alimento. En ese sentido, la limpieza con sumos o la limpieza con pepino/manzana no son ayunos, sino mono-dietas.

Sin embargo, para empezar, estas dietas son una gran manera para los que recién comienzan de dar sus primeros pasos y probar el ayuno. Estas mono-dietas pueden funcionar en las etapas preliminares previas al lavado del hígado o el ayuno con agua, pero no pueden ser un reemplazo para ellos.

A diferencia de los ayunos de manzana o de pepino, la limpieza a base de zumos es mucho más beneficiosa. No sólo expulsa las toxinas acumuladas en su cuerpo y permite que repose (a diferencia de las mono-dietas, el sistema digestivo descansa durante el ayuno líquido), pero también permite una limpieza más intensa, y también proporciona una variedad de nutrientes que proporcionan energía y vitalidad. Las mono-dietas por otro lado están limitadas en el suministro de nutrientes a una fruta o vegetal que se consume.

Por eso yo siempre prefiero la limpieza a base de zumos a las mono- dietas.

El ayuno con agua es muy eficaz cuando se trata de curar enfermedades graves o crónicas. Sin embargo, esto no se recomienda para ayunantes inexpertos y no se puede combinarse con actividades diarias regulares. Siempre es recomendable comenzar con un plan de ayuno de zumos y luego "cambiar" a un ayuno de agua para hacer la limpieza y las reacciones corporales menos intensas.

Si usted está en ayuno por menos de una semana, esto es conocido como un ayuno corto. Mientras que el ayuno de 1-día, si se hace regularmente cada semana, puede fortalecer el sistema inmunológico y proporcionar vigor y vitalidad, los ayunos de 3 días darán a su cuerpo una real oportunidad de "trabajar" y hacer "arreglos" generales en su "casa". En los ayunos de 3 días (incluyendo ayunos de zumos), el organismo tendrá el tiempo para limpiarse a fondo de los años de la acumulación de desechos tóxicos.

PAUTAS GENERALES DEL AYUNO

Encontrar el Tiempo y el Lugar

El momento ideal para el ayuno es un momento de relajación cuando usted no está bajo mucha presión o estrés, o cuando no tiene que usar un montón de energía. Esta es la razón por la que las vacaciones es un momento excelente y eficaz para el ayuno.

Tenga en cuenta que no puede ser curado si está en ayunas y bajo una gran tensión emocional o mental. El ayuno debe ser hecho cuando usted puede conservar sus energías. También debe asegurarse de que usted está ayunando en un lugar donde haya un mínimo de distracciones o no exista ninguna.

Otro factor importante a considerar es el clima. Las épocas de transición son los mejores para el ayuno, mientras que el ayuno en un clima frío sería poco aconsejable ya que la temperatura del cuerpo cuando usted está en ayuno disminuye debido a la falta de calorías. También sería más fácil para usted resfriarse cuando las temperaturas son bajas.

Por lo general realizo mis sesiones de ayuno de viernes a lunes en la temporada cálida de vacaciones.

Qué Comer Antes del Ayuno

El ayuno es un reto, pues tendrá que preparar su cuerpo para la transición extrema entre los alimentos sólidos y líquidos. También debe prepararse mentalmente para el cambio.

Dieta de Limpieza Antes de los Zumos

Una dieta efectiva antes del ayuno con zumos se debería extender por un período de al menos 3 días antes del ayuno real. Una dieta óptima de limpieza antes de los zumos consistirá en ensaladas, jugos y frutas. Usted debe evitar el consumo de carbohidratos refinados, pan, productos lácteos, pescado y cualquier tipo de carne. También es importante beber mucha agua.

El primer día de su dieta de limpieza previo a los zumos, usted debe comer verduras cocidas, además de ensaladas crudas, frutas y zumos. El segundo día, debe ingerir ensaladas crudas y frutas crudas y debe tomar muchos jugos. El tercer día, se recomienda que usted coma sólo frutas y jugos.

Asegúrese de seguir las pautas para la digestión óptima.

Otra opción es incluir las mono-dietas en su programa de pre-ayuno. Usted puede comer sólo manzanas estrictamente un día y uvas durante dos días. Si reemplaza las manzanas o las uvas con germinados, puede lograr resultados aún mejores ya que todos estos alimentos son productos de limpieza muy efectivos.

Dieta para Romper el Ayuno

Nuestro instinto de hambre es muy potente, y nos puede engañar. Usted necesita desarrollar el instinto a medida que adquiere más experiencia cuando esta rompiendo el ayuno, especialmente si usted ha ayunado durante más de 3 días. Es muy importante sentir y realmente saber cuándo es el mejor momento para dejar de ayunar. Es muy difícil de conjeturar. Usted no sólo debe saber cuándo parar, sino que también
hay que saber hacerlo.
Correr a Burger King y comprar una Whopper en un momento en que su hígado, riñones, corazón e intestinos están en un estado de mucha sensibilidad pueden provocar estrés, y esto puede incluso ser fatal.

Usted no desea tampoco extender su periodo de ayuno más allá de sus necesidades. Debe controlar su ego aquí.

La regla de oro es escucharse a si mismo, y escuchar sus necesidades. Trate de distinguir entre un deseo de hambre falso y verdaderas ansias de comida. La principal diferencia entre ambos es que, el hambre es más gradual y se inicia como mera curiosidad con pensamientos acerca de los alimentos y se desarrolla lentamente. El falso hambre es más parecido a un ataque de pánico temporal. Esto no es hambre, es su mente engañándolo. Cuando tenga hambre, lo sabrá. Confíe en mí en esto.

El ansia gradual por comida tiene formas típicas como hacer un poco de trampa y el desarrollo de una curiosidad por temas relacionados con la alimentación, etc. Si este es su primer ayuno largo, se recomienda interrumpir el ayuno en ese punto.

Las ansias graduales por comida serán seguidas por el hambre real. Cuando lo experimente, lo sabrá, y cuando se presente, siempre tiene que detenerse. De lo contrario, usted simplemente estará matándose de hambre.

Cuando usted rompa su ayuno, comience por el consumo de alimentos ricos en agua (limones, limas, pepinos). A continuación, puede consumir leches de nuez rica en proteínas. Empiece tomando sopas y un montón de vegetales sin almidón y algunos granos enteros sin gluten. 24 horas más tarde, usted puede comenzar a comer grasas y granos como de costumbre.

Pautas Importantes

· Coma como un bebé en pequeñas dosis, y coma lentamente.
· Estimule las glándulas digestivas mediante la adición de apio y tréboles a su menú.
· Amplíe el menú con ensaladas de hojas verdes con aguacate, salsa de soja y semillas de sésamo (Tahini).
· Comas frutos secos únicamente en pequeñas cantidades.
· Usted debe ampliar su menú sólo después de 2 o 3 días con granos integrales y verduras cocidas (brócoli, papas y frijoles).

Consejos para un Ayuno Exitoso

· Tome un baño de sales de Epsom.
· Medite.
· Apague la televisión.
· Salga a caminar.
· Apague su teléfono celular.
· Limite sus conversaciones con la gente.
· Duerma bien en las noches.

LA LIMPIEZA CON ZUMOS DE 3 DÍAS PARA EL ACÚFENO

Improducción

La Depuración con Zumos es una dieta líquida que consiste en sólo vegetales, zumos de fruta, otros líquidos y agua. El jugo extraído de las frutas y hortalizas es rico en fitoquímicos, elementos alcalinos, vitaminas, minerales, enzimas y azúcares naturales que son absorbidos directamente en el torrente sanguíneo. No requiere ningún esfuerzo por parte del sistema digestivo.

Cuando usted hace la limpieza con zumos, mezcla una gran cantidad de frutas y verduras concentradas y de gran alcance tales como las zanahorias, perejil, apio, pimiento verde, limón, etc. en un vaso. De esta manera, permite al sistema digestivo absorber fácilmente la mayor parte del valor de los vegetales y las frutas.

La limpieza con zumos es mucho más segura y más fácil que el ayuno de agua debido a que ayuda en la nutrición del cuerpo, ya que lo limpia y desintoxica suavemente y en forma segura, lo que le permite concentrarse completamente en curarse a sí mismo. Prácticamente sólo después de haberlo limpiado, de años de acumulación de tóxicos, puede dar un paso adelante y comenzar el ayuno de agua, que es mucho más intenso.

La limpieza de zumos opera en dos niveles. Expulsa las toxinas acumuladas en su cuerpo, y lo ayuda con una variedad de nutrientes que proporcionan energía y vitalidad. La limpieza de los zumos suministra al cuerpo suficiente nutrición y calorías, dándole la energía suficiente para trabajar, estudiar o hacer cualquier otra cosa que desee. A pesar de que realmente no necesita cambiar nada en su rutina mientras esté con la limpieza de los zumos, recomiendo que se relaje durante ese tiempo y se abstenga en todo lo que pueda de la actividad física intensa.

La limpieza con zumos ha liberado a los individuos de la mayoría de las enfermedades, incluso enfermedades crónicas como la leucemia, artritis, cáncer, presión arterial alta, enfermedades del hígado y del riñón, infecciones de la piel, infertilidad y trastornos hormonales.

Durante la limpieza con zumos, una gran cantidad de cambios metabólicos ocurren y una gran cantidad de toxinas se liberan en el colon, la vejiga, el hígado, los riñones, los pulmones y la piel. La linfa y la sangre se desintoxican. Al tercer día de la limpieza con zumos, perderá el ansia de comer, y su sistema digestivo estará en reposo, permitiendo que su colon expulse años de acumulación de tóxicos perjudiciales.

Si le resulta muy difícil seguir adelante, puede comer algunas rebanadas de plátano o aguacate, aunque no es recomendable ya que se retardará el proceso curativo.

¿Cuánto puede beber? Sólo puedo decir que usted debe beber todo lo que quiera, sin embargo, se debe reducir al mínimo los jugos de frutas ácidos y con alto contenido de azúcar. Ellos pueden estimular que el páncreas produzca niveles excesivos de insulina, lo que puede conducir a la infección por hongos y agravar el Acúfeno en algunos casos.

Una última recomendación: Trate de comprar frutas y vegetales orgánicos certificados en vez de los habituales. Las verduras, especialmente aquellas que tienen hojas y que no son orgánicas, contienen un alto nivel de pesticidas que son absorbidos en su sistema (véase también "Limpieza de sus vegetales y frutas"). Es una buena idea hacer sus propios zumos. De ninguna manera debe sustituir zumos recién exprimidos con jugo pasteurizado o jugos embotellados.

La Panacea del Plan de Zumos

La única manera de maximizar el efecto limpiador de los zumos es siguiendo las siguientes pautas. Haga esto lo mejor que pueda.

- Consuma la mayor cantidad posible de bebidas "verdes" y a la vez reduzca al mínimo las frutas y verduras con almidón o azúcar. No se olvide los germinados de trigo.
- Beba mucha agua (no agua de caño) y té de hierbas, y trate de disminuir la leche de nueces.
- Si lo necesita, tome sólo las vitaminas solubles en agua. Tome sus AGEs y Primal Defense™ (mezcla de probióticos) diariamente, pero no tome minerales.
- Es crucial estimular los órganos de eliminación y ayudarles a eliminar las toxinas durante el ayuno (hígado, riñones, pulmones, intestinos y piel).
- Es muy importante prevenir la re-absorción de toxinas en la sangre mediante el uso diario de enemas y beber batidos de bentonita.

Limpiar sus Verduras y Frutas

Las verduras y frutas que no son orgánicas suelen contener altos niveles de bacterias, pesticidas y parásitos. Sin embargo, algunas verduras y frutas están disponibles en formas orgánicas. Por ejemplo, es mucho más fácil encontrar zanahorias orgánicas en un supermercado local o tienda de alimentos saludables. Sin embargo encontrar remolacha o apio orgánicos es casi imposible.

Es difícil librarse de los productos químicos agrícolas, y algunos de ellos se encuentran incluso en los vegetales orgánicos. No obstante, con las técnicas y medios adecuados es posible limpiar las verduras de algunos de sus productos químicos y parásitos.

Utilice 4 cucharaditas de sal y jugo de limón en un lavadero lleno de agua fría - este es el método más común. Las verduras se sumergen entonces en el agua y se enjuagan. También puede poner las verduras en agua hirviendo. Se matan a la mayoría de los gérmenes, pero este método no es adecuado para las verduras más frágiles, tales como la lechuga.

Mezclas Básicas de Jugos
Combinaciones de Frutas

· Sandía, toronja
· Manzana, sandía
· Manzana, pera, piña
· Manzana, uva
· Manzana, arándano
· Manzana, pera
· Pera, ñame
· Sandía, limón
· Piña, camote

Combinaciones de Zanahorias

· Zanahoria, beterraga
· Zanahoria, beterraga, pimiento verde
· Zanahoria, beterraga, pimiento verde, perejil
· Zanahoria, col
· Zanahoria, espinaca
· Zanahoria, manzana, brotes de alfalfa
· Zanahoria, espinaca, col rizada, pimiento rojo
· Zanahoria, apio, cilantro, ajo
· Zanahoria, perejil, pepino, rábano
· Zanahoria, mango
· Zanahoria, manzana, jengibre
· Zanahoria, rama de apio, papa, rábano, beterraga

Advertencia: Nunca tome jugo de betarraga solo. Siempre mézclelo con otras frutas o verduras. La betarraga es un limpiador muy poderoso y si se toma solo, puede hacer que los síntomas sean más intensos.

Combinaciones Verdes

- Apio, espinaca
- Apio, espinaca, tomate
- Apio, espinaca, tomate, col
- Apio, espinaca, tomate, col, limón
- Apio, espinaca, tomate, col, eneldo, ajo
- Apio, espinaca, tomate, col, pimentón, eneldo, jengibre
- Apio, hinojo (anís), pepino
- Tomate, col, ajo, limón
- Lechuga, col, apio, limón
- Lechuga, espinaca, pepino
- Limón, rábano, betarraga, rodaja de cebolla española, camote, apio

Nota: Las combinaciones de vegetales verdes son excelentes tónicos para los nervios, desintoxicantes y limpiadores de la sangre. Un trago de esta combinación en un día será suficiente.

Sin embargo, dicho esto, también es cierto que prácticamente **no hay límite** en los jugos de verduras verdes que puede tomar. Yo suelo tomar entre 1 a 2 litros de jugo verde todos los días cuando estoy en un ayuno de zumos.

Germinados de Trigo – El Rey de los Verdes

El Germinado de trigo es probablemente el zumo más potente disponible en la Tierra. Tiene toneladas de clorofila, el pigmento verde que se encuentra en las plantas (esto se llama también la sangre de las plantas) que tiene grandes poderes curativos.

El brote de trigo limpia el colon, alcaliniza la sangre, cura las heridas, purga el hígado, aumenta la actividad enzimática y tiene gran cantidad de vitamina E y antioxidantes.

La dosis recomendada es de 2 onzas al día con el estómago vacío. No beba demasiado ni tan rápido. Puede conducir a la híper- desintoxicación, que puede causar náuseas.

Otros Líquidos

Además de los jugos y el agua, hay varias otras opciones saludables que usted puede elegir. Puede beber té de hierbas o leche de nuez, por ejemplo.

Té de Hierbas

Los té de hierbas están hechos de hierbas secas recién cortadas que son conocidas por sus valores culinarios y medicinales. No contienen cafeína y son altamente terapéuticos. Algunos té de hierbas pueden ayudarle cuando usted tiene una sensación de náuseas, y algunos también pueden ayudar a su apetito. Algunos té proporcionan minerales y vitaminas, y algunos como la consuelda son muy nutritivos. No hay casi ningún límite a la cantidad de té de hierbas que usted debe beber durante el ayuno.

Ejemplos de té de hierbas terapéuticas y nutricionales son el perejil, la menta, clavo de olor, la alfalfa, consuelda, pimiento, manzanilla, rosa mosqueta y algas marinas.

Para estimular la digestión use clavo de olor, canela, nuez moscada.
Para estimular los intestinos use regaliz, cáscara sagrada.
Hierbas limpiadoras del hígado: diente de león, badana, raíces de lengua de vaca (disponibles por separado o en el paquete de té desintoxicante diario disponible en:

http://www.mothernature.com

Rico en magnesio: algas marinas, perejil, ajo, menta
Rico en Vitamina C: orégano, consuelda, rosa mosqueta, hojas de fresa
Rico en calcio: diente de león, manzanilla, algas marinas

Leches de Nueces

Las leches de nueces son grandes inhibidores del apetito, y por lo general son buenas para ayunos largos (más de dos semanas), cuando el apetito puede ser molesto al menos para algunas personas. Las leches de almendras y sésamo son muy eficientes en inhibir las ansias de proteínas. Son buenas como dietas previas al ayuno, especialmente para los principiantes.

Mezcle estas nueces con una cucharadita de miel y una taza de agua, y bébalo una vez cada dos días sólo cuando ha estado depurándose con zumos por mucho tiempo, y sólo cuando comience a sentir deseos de comer. Esta leche de nueces es muy rica en proteínas y grasa y es muy nutritiva.

Evite las nueces de la india, ya que forman un puré de nueces (considerado como una violación de un ayuno), y su grasa puede retrasar el proceso de desintoxicación.

Nota Sobre las Proteínas y el Ayuno

Las Proteínas existen en todas las plantas en la Tierra. No es más que un mito que una buena fuente de proteínas sólo se encuentra en los alimentos ricos en proteínas como la carne y el queso. La leche de nuez, así como el brote de trigo en polvo puede ser una buena fuente de proteínas durante el ayuno, pero deben tomarse con moderación. Sin embargo, cuando usted está tratando de desintoxicarse, no será necesaria la proteína. Prácticamente se puede vivir sin proteínas durante periodos prolongados de tiempo. Un deseo anormal de alimentos ricos en proteínas cuando está en ayunas es un claro indicativo de que es hora de terminar con el ayuno.

Vinagre de Sidra de Manzana

Esta bebida es un potente antiséptico y antibiótico. Sólo debe comprar sidra de manzana cruda y sin filtrar que se ha hecho con manzanas orgánicas. Esta bebida funcionará como un limpiador de gran alcance y mantendrá el equilibrio ácido-alcalino en sus intestinos. Añada una cucharada en un vaso de agua cada mañana con el estómago vacío.

Enzimas Digestivas

Para mejorar la ruptura de la placa que se acumula en los intestinos, tome diariamente enzimas digestivas. Yo recomiendo las capsulas Omega Zyme de Garden of Life. Disponibles en la web en **http://www.vitaminsandsuch.com/**

Tome las enzimas en la mañana con una rodaja de jengibre fresco y abundante agua purificada.

Agua

Haga lo que haga, no se olvide del agua. El agua es un limpiador de gran alcance que limpia todo tipo de líquidos de la vejiga y los riñones y el tracto digestivo. El agua es muy nutritiva y además contiene una gran cantidad de minerales valiosos.

Es muy importante que beba sólo agua pura. Recuerde, nada de agua de caño. Estas aguas se contaminan de manera que se convierten en un problema mundial. Evite el uso de agua destilada también porque es agua muerta. Trate de evitar beber el agua de manantial, que es por lo que se llama así - agua de manantial. No es pura como la mayoría de nuestros lagos y ríos. Beba únicamente agua filtrada o mineral.

Mezclar el jugo de limón en el agua es una buena idea porque tiene un efecto laxante y puede estimular el sistema digestivo. Exprima medio limón en agua caliente. Beba la mezcla cítrica inmediatamente después de prepararla en la mañana y antes de ingerir el batido de arcilla bentonita y semillas de linaza.

DURANTE LA LIMPIEZA CON ZUMOS

¿Qué buscar Durante el Ayuno con Zumos?

Esté alerta a cualquier síntoma de alergia. Si usted tiene diabetes o azúcar baja en la sangre, absténgase de jugos dulces como lo hace con los alimentos dulces. Estos son síntomas que pueden ser similares a los síntomas de la gripe (fiebre, infección por hongos, dolores musculares, debilidad, bronquitis, asma). Tenga en cuenta que esto es simplemente la reacción de su cuerpo a la enorme cantidad de toxinas que están presentes en su torrente sanguíneo, que deben ser expulsadas. Siempre que estos materiales tóxicos pasan, el órgano por el cual están pasando mostrará los síntomas de esa enfermedad asociada con el órgano. Por ejemplo, si están tratando de salir a través de los pulmones, tendrá asma, si se trata de la piel, tendrá erupciones e infecciones por hongos. Pero no se asuste. Estos eventos curativos son de corta duración, y cuanto más intensos sean, mejor se sentirá después.

Nota Importante: Si sus síntomas son realmente extremos (por ejemplo, si usted tiene una fiebre muy alta), puede ser el momento de romper el ayuno. Cuando consume alimentos, diluirá las sustancias tóxicas en la sangre y se sentirá a gusto.

Cómo Beber Sus Jugos

Especialmente cuando se trata de vegetales y zumos de frutas, es altamente recomendable que "mastique" su bebida y la caliente en su boca para que pueda alcanzar la temperatura de su cuerpo. Su jugo se mezclará con la saliva, y esto permitirá que su cuerpo absorba todos los nutrientes del jugo.

También, deje sus verduras fuera de la nevera durante media hora antes de que prepare los jugos. Esto ayudará a que las enzimas trabajen aún mejor.

Ejercicio

El ejercicio es siempre bueno para el cuerpo. Suministra oxígeno a las células de la piel, y al aumentar el flujo de la sangre, es capaz de acortar el proceso de recuperación de la piel y limpia desde dentro.

Durante el ayuno y una dieta de desintoxicación, es importante que también se ejercite.

Los ejercicios aeróbicos como nadar, caminar, saltar en un trampolín y el ciclismo son los mejores porque requieren un esfuerzo por parte del sistema respiratorio, y también sin demasiada tensión y pérdida de energía. Los pulmones son capaces de aumentar su actividad y expulsar las toxinas debido a esto. El sistema linfático es también capaz de deshacerse de los residuos.

El yoga es un ejercicio que es muy eficaz al liberar las toxinas, oxigenar la sangre y aliviar la tensión acumulada.

Nota: No participe en una actividad física muy extrema. Recuerde que debe tener en cuenta que está en una dieta estricta, y puede causar fatiga y náuseas. Esto incluye correr, trotar, levantamiento de pesas y otros parecidos.

AYUDANDO A LOS ÓRGANOS DE ELIMINACIÓN A EXPULSAR LAS TOXINAS

El Hígado

El hígado es un desintoxicante importante. Durante un ayuno, neutraliza y filtra las toxinas que vienen de otras partes del cuerpo, y el hígado también está expulsando a sus propias toxinas. Sin embargo, también está ocupado procesando los alimentos que come. Este es el momento de dejar que el hígado descanse y se limpie. Puede consumir los jugos como brote de trigo, diente de león, perejil, limón y toronja, con una cucharada de aceite de oliva exprimida en un poco de jugo de limón para estimular que la vesícula biliar libere bilis.

La cáscara sagrada y la cimicifuga racemosa son excelentes para utilizarlos como compresas frías en el hígado y la vesícula biliar.

También puede visitar a su masajista y permitir que él o ella manipule físicamente el hígado para desintoxicarlo. Pídale a la persona que presione el hígado lenta y suavemente - esto también puede liberar las toxinas.

Riñones

El riñón es muy importante, ya que purifica la sangre y elimina los residuos líquidos. Beber mucha agua purificada cuando se está en ayuno es una verdadera bendición para los riñones. Hay varias hierbas que pueden ayudar a limpiar el riñón y eliminar las piedras (perejil y la raíz de grava, por mencionar sólo dos).

El arándano, brote de trigo, pepino y espárragos también son efectivos limpiadores del riñón. Debe tomar vitamina C, si existe alguna infección renal.

El Colon

La principal función del colon es la de eliminar los residuos. Cuando usted está en ayunas, todavía hay acumulación de residuos en las bolsas en el colon, y tal y como empiezan a quedarse vacías, contienen una variedad de toxinas y ácidos. A menos que estos se eliminen, se reabsorberán en el colon, y esto seguramente llevará a muchos de los síntomas tales como alergias y dolores de cabeza.

El usar enemas, batidos de semillas de lino y bentonita, puede permitir que el colon expulse a la mayoría de sus toxinas. El brote de trigo y la menta actúan como curadores del colon, mientras que la cáscara sagrada y la mandrágora pueden expulsar las toxinas.

Los jugos de manzanas y zanahorias sirven como grandes laxantes. La respiración profunda también puede ayudarle a regular la eliminación de tóxicos y sanar el colon.

Los Pulmones

Los pulmones absorben y eliminan una gran cantidad de toxinas. Practique técnicas de respiración profunda, ya que ayudará a los pulmones a eliminar los contaminantes con mayor eficacia.

Las estrategias de respiración Yoga, como la respiración por la fosa nasal puede ser realmente beneficiosa. Beber té de hierbas con el ejercicio aeróbico suave también puede ayudar.

La Piel

La piel, que es el órgano más grande del cuerpo, expulsa las toxinas todo el tiempo. Y así, debe tratarla con el respeto que se merece. Así que cuando usted esté en ayuno, es recomendable que complazca a su piel - cepíllela, límpiela y exfóliela para expulsar y eliminar las toxinas efectivamente.

Asegúrese de que su piel respira durante el ayuno - evite la ropa sintética. Tome baños cortos de sol (no se queme). Tome baños de sales de Epsom diariamente y baños de vapor para acelerar la eliminación de tóxicos. Frote la vitamina E y aloe vera en la piel para evitar la sequedad.

Lleve un Diario

Cuando esté ayunando, es una buena idea tomar notas de sus pensamientos y sentimientos. Puede escribir lo que quiera en un diario
– como sus sentimientos más profundos, y usted será capaz de seguir los cambios en su actitud, darse cuenta de sus momentos de debilidad y diferenciar entre el hambre físico real y el puro aburrimiento

Usted será capaz de observar y educarse a sí mismo de su comportamiento en ayunas. Anote su interés en los alimentos y su enojo por no tener una comida "de verdad". Por lo general, cuando la ira de verdad lo ataque, es una señal de que el ayuno debe terminar.

Complementos de Vitaminas y Minerales durante el Ayuno

Las vitaminas y los suplementos son alimentos sólidos y causan una interrupción del ayuno si está tomándolos. Además, no necesita vitaminas durante un ayuno dado que los jugos de alto valor nutritivo (especialmente si son orgánicos) le suministran todo lo que su cuerpo necesita.

Las vitaminas también pueden alterar el equilibrio químico delicado en su sistema. Las únicas vitaminas que se le permite tomar son las vitaminas solubles en agua tales como la vitamina C.

PREVENIR LA RE-ABSORCIÓN DE TOXINAS EN EL TORRENTE SANGUÍNEO

Las Fibras y el Ayuno

Tomar fibras durante el ayuno puede volver lento el proceso de curación, ya que estimula que el sistema digestivo trabaje. Al consumir sólo jugo sin fibra durante el ayuno, permite su sistema descanse, lo que intensifica el proceso de curación.

Sin embargo, sin fibra, que es esencial para barrer las toxinas de su cuerpo, no van a ser expulsadas a través del colon correctamente y puede llegar a reabsorberse en la sangre. Los siguientes métodos resolverán este problema.

Enemas

No importa que asociaciones negativas pueda el enema provocar en su mente, hacer un enema una vez al día durante un ayuno no sólo es obligatorio, sino también muy relajante, y es aún una experiencia agradable cuando uno se acostumbra a ella.

El propósito de un enema es simplemente enjuagar su colon con agua. Los enemas no son intrusivos. Son baratos y se llevan a cabo en la comodidad de su propia casa. Así que cuando esté optando por ellos, en cierto modo está asumiendo la responsabilidad y tratando sus órganos con respeto. Debe ayudar a que su cuerpo elimine los residuos acumulados que no puede expulsar durante el ayuno, porque no hay grandes cantidades de alimentos que ayuden al colon a descargar esto.

Una razón por la que debe ayunar previamente con comida vegetariana cruda es que, hace su materia fecal blanda y rica en fibra, que es mucho más fácil que el lavado con agua.

Existen varios tipos de enemas, y le recomiendo usar el enema de bolsa de agua.

El Proceso

1) Enjuague la bolsa de enema y llénela con agua purificada tibia. Una mezcla de sal y bicarbonato de sodio puede utilizarse para estimular el sistema inmunológico. Alrededor de 1 cucharadita es suficiente.
2) Cuelgue la bolsa cerca a una altura de tres pies sobre el piso.

Esta altura hace que la presión del agua sea ideal.

3) Use un gel lubricante para lubricar la punta del enema y el ano.

4) Puede acostarse de lado con comodidad o, simplemente, posicionarse en el baño. Sin embargo, la posición óptima en mi opinión y que ha demostrado ser la más efectiva es cuando simplemente descansa en el piso del baño la cabeza hacia abajo, con las nalgas hacia arriba.

5) Relájese y coloque la punta del enema de lleno en el ano y deje que penetre un flujo constante de agua. Es normal sentir calambres leves, sin embargo, si no se siente cómodo, cierre la llave temporalmente, relájese y vuelve a intentarlo.

6) Repita el proceso varias veces hasta que la bolsa de enema esté vacía.

Puede dar masajes a su abdomen durante el proceso. Esto ayudará a que el fluido del enema se mueva más al fondo en el colon.

Enemas Especiales

Dependiendo de su finalidad, puede agregar varias mezclas en el agua del enema para que el procedimiento sea más beneficioso. Por ejemplo, puede añadir brote de trigo a su agua – esto puede ser muy eficaz porque estimula el hígado para purgarse y pueda alcalinizar el colon. Puede añadir acidófilos para restablecer las bacterias beneficiosas o añadir vinagre para mantener el pH adecuado en el colon.

Aunque no lo crea, 2 cucharadas de café (orgánico, totalmente cafeinado) cuando se toma en el colon sigmoides distal puede acelerar significativamente la desintoxicación y la limpieza de su hígado y la vesícula. Esto es particularmente beneficioso antes de realizar una limpieza hepática.

Puede comprar una bolsa de enema en:

http://www.optimalhealthnetwork.com.

Batidos de Psilio, semillas de linaza y bentonita

El Psilio y la bentonita se conocen como excelentes productos de limpieza del colon. Crean una mayor parte de los líquidos al pasar por el tracto intestinal. Y a medida que avanzan, son capaces de absorber y barrer los materiales de los alimentos de las zonas bloqueadas.

Los limpiadores del colon le ayudarán a deshacerse de toneladas de restos de comida, que pueden acumularse en el interior de su colon. Estos polvos se debe consumir con abundante agua para que pueda suavizar la mayor parte y evitar que se vuelva demasiado duro, lo que haría difícil pasar por el intestino.

La arcilla de bentonita y las semillas de linaza, como un batido, también ayudan al proceso de limpieza del colon. El batido de bentonita y semillas de linaza funciona como un laxante al absorber y atrapar las toxinas, como los plaguicidas para formar un gel y llevarlo fuera del colon. Las semillas de linaza por sí solas también absorben el agua.

Cómo Preparar el Batido

Mezcle una cucharada de líquido de bentonita con una cucharada de linaza molida / psilio en un vaso de agua. Tómelo a primera hora de la mañana para que no termine con un vaso lleno de gel.

Reemplazo de las Bacterias Intestinales

Las hormonas, antibióticos, drogas y otras toxinas tienen un efecto devastador en las bacterias amistosas en el intestino, que pueden ayudar al cuerpo a combatir la Candida, absorber las vitaminas y minerales esenciales, deshacerse de los tóxicos acumulados por causa del estreñimiento y mantener el pH adecuado en su tubo digestivo.

Cuando esta ayunando, grandes cantidades de toxinas son expulsadas de las glándulas linfáticas, y esto también afecta a la supervivencia de las bacterias buenas. El uso de un enema también reduce las bacterias beneficiosas.

Por lo tanto, es obligatorio que durante el ayuno, debe hacer un esfuerzo para restablecer las bacterias beneficiosas en el intestino. La solución es bastante simple. Tome 2 cápsulas de Acidófilos y Bifidus, junto con una cucharada de yogur de leche de cabra, y mézclelos entre sí, junto con media taza de agua tibia. Añada esta mezcla al kit del enema, y haga un esfuerzo para mantener la mezcla dentro de su colon por lo menos durante 10 minutos.

Haga esto una parte de su rutina de enema diaria, y puede asegurarse que las bacterias beneficiosas florecerán cuando está en ayuno.

Advertencia sobre los Electrolitos

Al igual que con las bacterias beneficiosas, usted querrá asegurarse de que los electrolitos estén equilibrados, antes y después de realizar un enema o un lavado del hígado. Un electrolito es una solución o sustancia que transporta cargas eléctricas. Existen en la sangre como ácidos, bases y sales (como sodio, calcio, potasio, cloro, magnesio y bicarbonato). Las sales o electrolitos en los fluidos corporales permiten que nuestro sistema nervioso funcione correctamente.

Como tal, es imperativo reemplazar los electrolitos después de un enema o un lavado de hígado.

Esto puede hacerse tomando líquidos, tales como Pedialyte, Gatorade o un vaso de agua con sales marinas.

Escoger un Extractor de Jugos

Cuando se busca un extractor de jugos, debe considerar siempre la calidad y precio, pero también hay que considerar otro factor muy importante. El extractor que elija necesita trabajar en bajas velocidades, porque de lo contrario, podría dañar el jugo al absorber un exceso de oxígeno, y calentar el jugo hasta mermar los nutrientes vitales más frágiles.

Aunque la mayoría de extractores operan en altas velocidades de 1.000 a 24.000 rpm (revoluciones por minuto), velocidades bajas rpm asegurarán que los nutrientes de calidad se preserven, y que tampoco se destruyan el sabor natural de la fruta o verdura.

Un extractor puede limpiarse fácilmente y no se limita a extraer el jugo solamente. Ciertas frutas o verduras son también importantes elementos que debe considerar al elegir el extractor.

Yo encontré el modelo Omega 8003/8005 que es el único extractor con una buena relación costo/beneficio que tiene todas las cualidades ya mencionadas y demás.

Prepara zumos de todo tipo de frutas, verduras, brote de trigo e incluso otros alimentos sólidos, tales como granos de café, pastas y cremas de frutos secos. Tiene una "inversa" incorporada que impide la obstrucción, se convierte en un lento de 80 rpm, impide que el calor se acumule, y también es muy fácil de limpiar.

Puede encontrar más información sobre el Extractor Modelo Omega

8003/8005 en: **http://www.wheatgrasskit.com.**

HIDROTERAPIA DEL COLON

Una hidroterapia del colon es un procedimiento de limpieza donde el agua se introduce por el recto para limpiar y eliminar las toxinas del colon. Una sesión típica de hidroterapia de colon puede durar de cuarenta y cinco minutos a una hora. Esto se hace mejor bajo la supervisión de un terapeuta de colon, que es un experto en hidroterapia del colon. Esto también puede llamársele una irrigación colónica, hidroterapia de colon o irrigación del colon.

El Procedimiento del Colon - Después de llenar y revisar su historia clínica completa, chequear y la consulta del hidroterapeuta, tendrá que ponerse una bata de hospital y acostarse boca arriba sobre la mesa de tratamiento.

El terapeuta inserta un espéculo desechable en su ano. El espéculo está conectado por una manguera larga de plástico desechable a la unidad de hidroterapia de colon. El terapeuta libera lentamente el agua caliente y filtrada en el colon, y el agua hará que los músculos del colon se contraigan. Esto se conoce como peristalsis. Esto provoca que las heces se salgan de su colon a través de la manguera y se recogen en un sistema cerrado de residuos para su eliminación.

Recuerde que puede haber algo de molestia o una sensación extraña en el abdomen durante la terapia. El terapeuta masajea en y alrededor de la región abdominal durante el tratamiento para facilitar el proceso. El terapeuta puede hacer comentarios sobre el color de las heces, aunque ningún olor salga del sistema cerrado. Después de la sesión, puede usar el inodoro para pasar el agua residual y las heces.

Efectos Colaterales

Los efectos secundarios comunes del procedimiento de colon pueden incluir náuseas y fatiga que puede durar varias horas. Puede haber un riesgo de perforación de la pared abdominal. La supervisión cuidadosa es necesaria para reducir la posibilidad de complicaciones como el desequilibrio electrolítico e insuficiencia cardíaca debido a la absorción excesiva de agua.

¿Quienes NO deben intentar el Procedimiento del Colon?

Las personas que sufren de condiciones médicas específicas, como colitis ulcerosa, enfermedad diverticular, enfermedad de Crohn, enfermedad de los vasos sanguíneos, hemorroides severas, enfermedades del corazón, insuficiencia cardíaca congestiva, el cáncer gastrointestinal, hernia abdominal, anemia grave o tumores intestinales no deben intentar el procedimiento de colon. Debe abstenerse de esto si ha tenido alguna cirugía reciente del colon también. Las mujeres embarazadas no deben tener una hidroterapia de colon, ya que podría estimular las contracciones uterinas. Antes de que se prepare la
hidroterapia del colon, beba muchos líquidos y sólo coma alimentos ligeros.

Después de una Hidroterapia del Colon

Después del proceso de hidroterapia de colon, coma alimentos muy ligeros. También recomiendo que coma alimentos probióticos para restablecer la flora bacteriana en su intestino. Evite comer vegetales crudos por unos días.

LA CRISIS CURATIVA Y CÓMO SOBREVIVIR A ELLA

Existe la posibilidad de que en cada fase de limpieza suave como en la modificación de su dieta, el tomar suplementos de hierbas o las sesiones extremas como la limpieza de parásitos, la dieta de zumos de 3 días o la desintoxicación del hígado, puede ser que puedan desencadenar una crisis de curación. En el caso que la crisis surja, puede causar la desintoxicación o la desaparición de los síntomas. La crisis curativa es una parte natural del proceso de eliminación del Acúfeno, ya que el cuerpo se regenera y expulsa los productos de desecho a través de todos los canales de eliminación.

Cuando las bacterias o parásitos mueren durante el proceso de limpieza, estos microorganismos liberan toxinas y amoniaco. El hígado libera las toxinas almacenadas en el torrente sanguíneo, lo que también provoca los síntomas de la crisis curativa.

Entre más intensa sea su limpieza, más rápido las toxinas se liberarán en el torrente sanguíneo, y se sentirá peor.

Éstos son los síntomas de la desintoxicación más comunes asociados con: Dolores de cabeza, fiebre, espinillas y quistes del acné, diarrea, debilidad, irritabilidad, depresión y náuseas.

Lo que debe comprender es que, una vez que comience a mejorar su dieta y estilo de vida y comience el proceso de desintoxicación, **las cosas están naturalmente destinadas a empeorar antes de que su condición mejore.**

La intensidad de los síntomas desintoxicación, así como el proceso de curación dependerá de varios factores: su tipo de piel, su estado de salud general, su estilo de vida anterior, la condición de sus órganos de eliminación, la cantidad de toxinas que se almacenaron en su sistema, sus niveles de energía, si tiene alergia a ciertos alimentos o no, y cómo su cuerpo reacciona con eficacia al programa.

De hecho, hay varias etapas de la desintoxicación, en las que, las toxinas son expulsadas gradualmente y en diferentes niveles de su sistema.

También hay tres etapas de la curación que debe conocer: Al principio, el cuerpo comienza a limpiar y reconstruir los órganos internos vitales. Esta etapa agota la energía de su cuerpo, y así puede sentirse débil y cansado.

Mi consejo es que, debe dormir y descansar lo más que pueda a lo largo de esta etapa. La segunda fase es el catabolismo: el cuerpo comienza a eliminar materiales de desecho, alimentos sin digerir, productos químicos y residuos de hormonas y los libera en el torrente sanguíneo y el sistema linfático. Durante esta fase, su condición puede empeorar, y también puede experimentar los síntomas familiares de desintoxicación que han sido examinados anteriormente. Poco a poco, estos síntomas desaparecerán y su condición mejorará. La etapa final es el anabolismo: el cuerpo comienza a construir nuevos tejidos y reemplazar los antiguos. Esto generalmente hace que sus niveles de energía aumenten de manera significativa.

Las dos reglas más importantes durante la desintoxicación son:

descansar tanto como sea posible durante las 3 fases (esto acelerará el proceso de curación), y aceptar el proceso de desintoxicación como una parte natural de la curación. Sea feliz con ella. Acéptela.

Aunque el tiempo de recuperación varía de una persona a otra (ya que depende de numerosos factores individuales), por lo general tarda aproximadamente 8-16 semanas para que la crisis de curación termine y para que los sistemas de desintoxicación disminuyan.

LIBRARSE DE LOS PARÁSITOS – PROGRAMA DE UNA SEMANA

Ningún protocolo de limpieza se completa sin matar los parásitos que habitan en su sistema.

Los parásitos son organismos vivos que comen, ponen huevos y secretan las toxinas en su torrente sanguíneo. Ellos viven de la comida que les suministra (especialmente azúcar). Ellos crecen sanos y se convierten en grasa y pueden permanecer en su cuerpo durante décadas sin que lo sepa.

Estos parásitos se reproducen dentro de su cuerpo, alimentándose de minerales como el calcio. Se alimentan de proteínas esenciales y dañan los pulmones, articulaciones, sistema nervioso y el hígado. Esto causa muchas enfermedades tales como alergias severas, artritis, anemia, problemas digestivos, desórdenes hormonales, problemas de infertilidad y mucho más.

Algunos parásitos pueden crecer hasta 15 pulgadas de largo, viven en su tracto digestivo y secretan toxinas que generan una sobrecarga tóxica.

La manera más eficaz y natural que he encontrado para erradicar los parásitos es el tomar ajenjo, clavo, nuez de nogal negro y hierbas de ajo diariamente toda la semana. Esto matará la mayoría de los parásitos.

Nota: como los parásitos secretan amoníaco (que es un potente tóxico), puede sentirse un poco mal en el proceso, pero no se asuste. Es sólo temporal.

Tienen un excelente nogal negro y tintura de ajenjo disponible en:

http://www.vitacost.com.

Nota: Comience con pequeñas dosis, de unos 5 a 10 gotas de tintura de nogal negro en agua. Tome unas cápsulas de ajenjo, y unas cápsulas de clavo de olor. Tómelas todas con el estómago vacío 2 a 3 veces al día. Aumente la dosis un poco cada día durante seis días.

Hay otras buenas alternativas para matar los parásitos. Uno de ellas es el ajo crudo. Sin embargo tenga cuidado. El ajo puede promover una vida de soledad. Las semillas crudas de calabaza son también una buena fuente - contienen ácidos grasos que pueden erradicar el parásito.

Debido a su gran valor nutricional, el **aceite de coco** es también altamente eficaz para matar los parásitos. Debe añadirse a su menú, incluso si no hay síntomas de parásitos.

Tienen un aceite de coco extra virgen de buena calidad disponible en:

http://www.vitaminsandsuch.net.

DESINTOXICACIÓN DEL HÍGADO

El hígado es un órgano extraordinariamente complejo e importante que puede ayudarle a mantener la salud general. Esto es particularmente cierto para los pacientes de la infertilidad. El mantener un hígado saludable a través de la desintoxicación del hígado es uno de los factores más cruciales en el éxito del tratamiento de la infertilidad.

El hígado produce sustancias fisiológicas que son esenciales para el sistema inmune, y es también uno de los principales productores de la linfa y ayuda a eliminar restos celulares, los hongos y los virus del cuerpo (con la ayuda de las células blancas de la sangre). Así que una función hepática comprometida o daños en el hígado pueden inhibir el sistema inmunológico y contribuir a los principales trastornos hormonales.

Mejorar la función hepática y la mejora de la desintoxicación del hígado consiste en 5 protocolos:

1. Siga una dieta saludable balanceada baja en grasas que se base en granos enteros, frijoles, nueces, semillas y verduras sin almidón. Esto proporcionará el hígado los nutrientes esenciales que necesita, incluyendo alimentos estupendos como ajo y cebollas que mejoren su función. Evite los alimentos como los carbohidratos refinados, aceites hidrogenados, alcohol y grasas saturadas que comprometen el hígado.

2. Tome minerales de alta potencia y vitaminas. Los minerales y los suplementos que se indican en el **Paso 2**, como los antioxidantes y las vitaminas B protegen al hígado del daño y eliminan los materiales tóxicos.

3. El Ayuno. El plan de ayuno de 3 días con zumo descrito en el **Paso 4** será de gran ayuda la desintoxicación del hígado, y también eliminará los metales pesados y otros compuestos tóxicos.

4. Tomar suplementos específicos para proteger el hígado. Esto puede lograrse al tomar lo siguiente:

Silimarin

Este es un grupo de compuestos flavonoides que se extraen de la leche de cardo. Estos compuestos protegen al hígado del daño (con sus propiedades antioxidantes muy potentes) y promueven la desintoxicación del hígado.

Esto se logra al prevenir la disminución de glutatión e incluso aumentando su contenido hasta en un 35% (cuanto mayor sea el contenido de glutatión en el hígado, mayor será la capacidad de desintoxicar del hígado).

Dosis diaria recomendada: 80 mg-200 mg

Disponible en: **http://www.mothernature.com**

Colina, Betaína y Cisteína (Agentes Lipotrópicos)

Estos nutrientes promueven el flujo de la grasa y bilis desde el hígado, mejoran el metabolismo y la función del hígado y mejoran la desintoxicación del hígado.

Dosis diaria recomendada: 1000 mg de colina y 1000 mg Cisteína

Disponible en: **http://www.mothernature.com**

PASO 5:

USANDO LA HIPNOTERAPIA PARA REDUCIR EL ACÚFENO

Es un hecho demostrado: la mayoría de la gente puede reducir el Acúfeno con las técnicas de hipnoterapia administradas adecuadamente. Se ha informado que hasta el 50% a 76% de los pacientes que han probado la hipnosis para tratar el Acúfeno han experimentado una drástica reducción en el ruido y el volumen que escucharon, así como el estrés y la ansiedad que experimentaban debido a su condición.

Así que, ¿por qué más personas no recurren a este método de tratamiento eficaz? El hecho es que mucha gente no entiende qué es la hipnosis -- y lo que puede hacer. Contrario al mito popular, la hipnosis no lo pone a dormir, haciéndolo vulnerable a cualquier sugerencia. Sin embargo, lo pone en un mayor sentido de conciencia y concentración enfocada. Este estado alfa-permite al paciente una mejor recuperación de la memoria, y reciclar el cerebro para romper el ciclo de memoria de sonido, que es en última instancia, el que crea el ruido del Acúfeno en la cabeza. Al desactivar la carga emocional que se asocia a sonidos específicos y dirigir la mente inconsciente lejos de los sonidos se escuchan y hacia otros estímulos, el hipnoterapeuta puede ayudar al paciente a "olvidar" los sonidos que le están bombardeando.

Así que, ¿Cómo es una Sesión de Hipnoterapia?

Lo más importante a recordar cuando trate su Acúfeno con la hipnosis es que, tendrá que encontrar un profesional calificado que tenga experiencia en el tratamiento de la enfermedad. Puesto que usted necesitará romper los circuitos de retroalimentación persistentes en el cerebro, que constantemente ejecutan los sonidos a través de su cabeza, tendrá que encontrar un terapeuta que tenga experiencia en técnicas avanzadas de hipnosis. No todo el mundo lo es.

Ahora, si piensa que una sesión de hipnoterapia será muy similar a uno de esos ensayos hipnóticos realizado para una audiencia, se sorprenderá. La verdadera hipnosis y la hipnoterapia son muy diferentes de lo que probablemente ha visto en la televisión o en las películas. Nadie le hará cacarear como un pollo o cualquier cosa por el estilo.

En realidad, la primera cosa que aprenderá a hacer es relajarse – y realmente quiero decir, relajarse profundamente. Esto puede ser muy difícil para algunas personas ya que la mayoría de nosotros no tenemos idea de cómo relajar de verdad todos los músculos de nuestro cuerpo.

Una vez que esto se ha logrado, el hipnoterapeuta es probable que utilice una de estas técnicas básicas de la hipnosis para su tratamiento:

TERAPIA DE REGRESIÓN

Si no tiene idea de lo que provocó la primera vez su Acúfeno, la terapia de regresión puede ser útil para determinar (y afrontar) esos desencadenantes iniciales. Al regresar al paciente justo antes de la aparición inicial de los síntomas, el terapeuta puede averiguar cuál era su causa subyacente, y ayudar al paciente a eliminar los sentimientos que pueda haber experimentado, y los que están provocando los síntomas ahora. El terapeuta también puede ayudar a la persona a que tome conciencia de estos disparadores para que la víctima pueda tomar una decisión consciente de no permitirle crear más sonidos que sean más fuertes en la cabeza.

TERAPIA DE ESTADOS DEL YO

La hipnosis funciona en el supuesto de que la mente inconsciente siempre hará lo que cree que es correcto para el mejoramiento del cuerpo. Al averiguar qué parte del cuerpo (o ego) es la causa del ruido que oye, el hipnoterapeuta puede negociar con esa parte del cuerpo para convencerla de que generar el ruido no es necesario para su supervivencia.

A menudo, se descubre que el ruido del Acúfeno es creado para indicar al organismo que "escuche" a otra cosa: un cambio de vida o trabajo, su yo interior, o incluso los que lo rodean. Una vez que "la parte" del cuerpo puede estar convencida de que su cerebro escuchará, sin el ruido, simplemente dejará de producir los ruidos Acúfenos. Los que han experimentado la Terapia del Estado del Ego a menudo se refieren a ella como una solución casi mágica, porque su Acúfeno frecuentemente desaparece después del tratamiento completo.

TERAPIA SUGESTIVA

La terapia sugestiva es sólo eso: la terapia que funciona al sugerir al paciente (y su cerebro inconsciente) que él o ella no está escuchando los ruidos en la cabeza por más tiempo, o que, si se escuchan, son muy débiles y discretos.

Si bien la hipnosis no es la panacea para los casos graves de Acúfeno, puede ser utilizada muy efectivamente para reducir el volumen y la frecuencia de los ruidos escuchados, y puede ayudar al paciente a hacer frente mejor al reducir el estrés, la ansiedad e incluso depresión que se asocia con el trastorno.

SESIONES DE HIPNOSIS PARA LA REDUCCIÓN DE ACÚFENO

Su cerebro tiene el potencial para tener *un efecto profundo y de gran alcance* sobre el funcionamiento de su cuerpo, y la hipnosis es la forma más efectiva para ganar ese dominio sobre el funcionamiento de su cuerpo.

La siguiente sesión de hipnosis que he preparado con la ayuda de un colega (que es un hipnoterapeuta profesional) tendrá un doble efecto.

1. Inducirá una profunda e intensa relajación que puede trabajar directamente en sus niveles de estrés para disminuir el Acúfeno.

2. La sesión también proporcionará sugerencias hipnóticas para bajar y apagar los sonidos Acúfenos, lo que le permite estar menos molestos por los sonidos sensibles.

Así que incluso si esta hipnoterapia no elimina el Acúfeno, todavía puede reducir el volumen y la tensión de las emociones negativas que se asocian con él. De hecho, un reciente estudio de la eficacia de la hipnosis en la reducción del Acúfeno mostró que el 73% de todas las personas que tomaron parte en éste, tuvieron éxito al lograr estos resultados.

Notas importantes:

1. La sesión de hipnosis a continuación ha sido escrito para una sesión de terapia individualizada por un hipnoterapeuta profesional y un cliente (usted).

2. Si está bajo el cuidado de un doctor, por favor consulte a su médico antes de intentar esta sesión con el hipnoterapeuta elegido.

INICIE LA SESIÓN

Cierre los ojos

y comience a *relajarse profundamente* con los sonidos de mis palabras o tal vez los espacios en medio de las palabras *reposando* suavemente

PAUSA

Permitiendo que en cada respiración inspire y exhale para llenar poco a poco ese cuerpo con *relajación* pura acariciando suavemente cada célula y fibra interior permitiéndoles dormir en *relajación* tener una idea de cómo la mente puede empezar a *despejar* los pensamientos del día permitiendo *momentos de descanso* para disfrutar esta relajación dándose cuenta de cuán reconfortante puede ser *relajarse* tan profundamente

PAUSA

Puede darse cuenta de una profunda sensación de *tranquilidad*

que fluye suavemente dentro de ese cuerpo permitiendo realmente que cada músculo se estire suavemente y se *relaje* y descanse más y un reconfortante manto de calor que rodea ese cuerpo envolviéndolo suavemente en un descanso eterno que le permite la *relajación profunda* disfrutando esa experiencia y en cada aliento

PAUSA

Deje que esa relajación se profundice llenando cada parte de ese cuerpo con un maravilloso descanso relajante

PAUSA

Bien y me gustaría que imagine que está caminando por un sendero tranquilo y con cada *paso adelante* permita que más *relajación* llene ese cuerpo con una mayor sensación de *calma* tal vez tomando conciencia de la sensación de la tierra bajo los pies
tal vez de la hierba permitiendo un manantial a su paso o tal vez el crujir de la grava teniendo la sensación de que con cada paso se desliza sin esfuerzo a la largo del camino
continúa su *viaje* dándose cuenta de los olores en el aire tal vez de flores hermosas que lo rodean o el aroma del pasto recién cortado y con cada respiración que inhale

PAUSA

y exhale

Permita que esos olores relajen ese cuerpo más teniendo una idea de los lugares que lo rodean tal vez de los árboles que bordean la vía o de los campos de mosaicos circundantes tal vez note un arroyo al lado del camino y cómo sus burbujas *fluyen naturalmente* en su recorrido permitiendo que la luz del sol brille en su superficie dándose cuenta de los reflejos en el arroyo tome unos instantes para *observar* cómo con este tiempo para reflexionar puede permitir una *más profunda relajación* y *confort*

PAUSA

Y me gustaría que se diese cuenta del sonido de un tren en lontananza resoplando a lo largo de los rieles resoplando a lo largo resoplando a lo largo el ritmo natural del sonido y cómo en una cálida brisa puede a veces ser difícil ubicar la dirección del sonido y mientras continua su caminata por el sendero observando en lontananza la visión del tren del vapor que se eleva en el aire mientras el tren serpentea por las colinas circundantes en buen *camino* continúa su recorrido mirando ese tren y *observando*

cómo el vapor dibuja *patrones* y figuras en el aire como las nubes en el cielo permitiendo unos instantes para observar ese vapor o esas nubes permitiendo que esas figuras y patrones se formen con una *profunda relajación*

PAUSA

Dándose cuenta que durante unos pocos instantes el sonido del tren se ha *desvanecido*

mientras permitía que su *atención se centre* en su creatividad

PAUSA

Y mientras continúa a lo largo del sendero experimente más *descanso* y *comodidad* con cada paso adelante usted puede tener la idea de una entrada un arco tal vez pasos al final del sendero y por esa puerta o debajo de ese arco hay un lugar especial tal vez algún lugar en el que ha estado antes tal vez algún lugar al que le gustaría ir realmente no importa y con cada paso acercándose a este lugar le hace sentir tan *seguro* y *tranquilo* un *lugar reconfortante* que le permite *profunda relajación* y *descanso* y aquellos últimos pasos ahora que llevan su viaje a este sitio especial *observando* los colores que lo rodean cómo pueden las formas *variar* con la luz cambiante e intensificar ese color consciente de los sonidos apacibles que le rodean tal vez de una cálida brisa de verano susurrando a las hojas de los árboles o tal vez el dulce sonido del agua tomándose el tiempo para realmente *darse cuenta* qué hay en este lugar que lo hace *sentirse tan relajado* y *feliz*

PAUSA

Estupendo y cuando era joven me quedé una semana con unos amigos que tenían una línea de tren al final de su jardín al principio estuve muy consciente del ruido de los trenes atronador al pasar delante de la casa haciendo vibrar las ventanas y cada vez que esos trenes atravesaban su recorrido el sonido seguía allí todavía sin embargo después de un rato dejé de darme cuenta conscientemente de los trenes *aprendí a olvidarme* del sonido mi mente subconsciente *no se molestó en prestar atención* al sonido más

porque no era necesario

PAUSA

Cuando **centras su atención** con tanta fuerza que **desvanece** todas las distracciones alguien puede llamarlo por su nombre o puede haber música o la TV como ruido de fondo pero usted lo desaparece porque **su** atención está por completo **centrada en otra cosa** su cerebro puede escoger qué **desaparecer** y en qué centrarse puede **recordar olvidar** ciertas cosas que están a su alrededor y **olvidar recordar** Cuando va a dormir en las noches sus sentidos todavía funcionan puede encontrarse en lo profundo de un sueño o simplemente dormido entre sueños y aun cuando haya sonidos todavía alrededor suyo y sus oídos capten estos sonidos simplemente **no los oye** Mientras continúa **relajándose** en este sitio especial Me gustaría que se permitiese concentrarse en esa respiración y con cada respiración inhale y exhale

PAUSA

permitiendo una **relajación profunda** y confort para llenar cada espacio dentro de ese cuerpo teniendo una idea de ese lugar especial dentro de ese cuerpo una **cámara especial** y dentro de esa **cámara especial** están los **controles** para que ese cuerpo y mente tenga una idea ahora de dónde está esa cámara especial dentro del cuerpo

PAUSA

Haciéndose una idea de los controles dentro de esa cámara dándose cuenta de los controles importantes de control de **volumen** y control de **tono**

PAUSA

Eso es bueno

estar consciente de cómo **tiene control** sobre esos controles tener idea de **bajar** ese control de volumen observando ese control que mueve y **baja ese volumen**

tal y como **baja** el volumen en el radio ese volumen suavemente se aleja hacia la **nada**

PAUSA

Bien y bajando ese control de tono girando y bajando ese control observando que ese tono **cambia** y **disminuye**

PAUSA

Estupendo darse cuenta de cómo ahora que ha bajado esos controles

esa mente es capaz de **seguir adelante con otras cosas** concentrarse en muchas otras tareas capaz de enfocarse en el disfrute de la **relajación pura**

PAUSA

Y en unos pocos instantes puede permitirse volver a la sala sabiendo que el inconsciente puede **desconectarse** tan **natural** y **fácilmente** dándose cuenta de la sala alrededor suyo sabiendo que ha **aprendido bien** hoy a tener un sentido del aire alrededor suyo regresando al aquí y ahora sintiéndose **renovado** y **relajado**

FIN DE LA SESIÓN

QUÉ HACER DURANTE EL PROGRAMA

No importa cómo decida tratar su Acúfeno, recuerde, puede tomar semanas o incluso meses, encontrar alivio de los síntomas más graves. Esperar la mejoría puede ser difícil, particularmente cuando está ansioso por intentar un nuevo método de tratamiento, siempre y cuando un tratamiento no parezca estar funcionando. Pero, tómese su tiempo y de a cada tratamiento el tiempo necesario para que funcione.

La paciencia es una clave para curar cualquier enfermedad, y el Acúfeno no es una excepción. Sin embargo, hay algunas cosas que puede hacer para que la espera sea más fácil de manejar. Echemos un vistazo a algunas cosas a intentar mientras espera que el programa de resultados:

Hay muchas cosas que puede hacer mientras esté trabajando en el programa para mejorar sus efectos y asegurar que obtenga muchos beneficios de cada opción de tratamiento que intente. Aquí hay algunas cosas que hacer mientras esté en el Plan de Tratamiento Holístico de 5 Pasos:

Ejercicio

Como ya habíamos tratado, el ejercicio es una gran manera de fortalecer su cuerpo; elevar su sistema inmunológico, mejorar la circulación y el flujo sanguíneo entre los oídos y el cerebro; y también puede mantener un nivel bajo de stress- todo esto es importante para controlar su Acúfeno y sus síntomas.

Optimización del Sueño

Su cuerpo no puede funcionar apropiadamente si no le da suficiente sueño. Desafortunadamente, muchos pacientes con Acúfeno manifiestan su falta de sueño debido al ruido que escuchan en la noche. Ponga su mejor esfuerzo para tener al menos 8 horas de sueño de calidad cada noche estableciendo un horario de dormir para indicar a su cerebro que el descanso está pendiente; oculte los ruidos que escucha con ruido blanco; intente una siesta durante el día cuando su Acúfeno sea menos molesto; o si fuera necesario pida a su médico que le recete un somnífero. También, durante el día, dese un tiempo para relajarse o inclusive meditar y mantener su cuerpo y mente en perfecta armonía.

¡Deje de fumar!

El humo de los cigarrillos puede ser uno de los principales factores que genera el Acúfeno – tanto por los que fuman como por los que están a su alrededor mientras lo hacen. Nadie sabe con seguridad porque el humo de los cigarrillos parece empeorar los síntomas de Acúfeno (y hay algún debate acerca de si causa o no realmente el trastorno), pero el hecho es ese, la gran mayoría de personas que informan de una sensibilidad al humo del cigarro también señalan una disminución en los síntomas cuando ellos se alejan y evitan el humo.

Eliminar Toxinas Medioambientales

¡Todos nosotros somos bombardeados con docenas de toxinas todos los días – y alguna de ellas pueden ser la causa principal de su Acúfeno! Nuestros cuerpos están bajo constante ataque de la polución ambiental, productos de limpieza, insecticidas y aún la radiación de nuestros celulares y materiales de construcción. No es de extrañar que se defienda. Mientras muchos pueden ser eliminados de su medio ambiente inmediato, algunos deben ser tratados de otra manera, tal como tomar suplementos. Aquí están las principales áreas de interés para investigar sobre las toxinas en su vida:

· Xenoestrógenos

Los Xenoestrógenos son hechos por el hombre, imitan la composición química del estrógeno que se encuentra en nuestro medio ambiente. Están en todo lugar: en nuestros suelos como pesticidas, herbicidas, fungicidas y abonos; en nuestro suministro de agua y alimentos – en animales, pescado y granos. Evitar los Xenoestrógenos puede ser difícil (pero puede limitar su exposición tanto como sea posible). Debe empezar conociendo donde encontrarlos:

1. Plásticos – Los PCBs en plásticos son liberados cada vez que calienta un envase de plástico en el microondas

2. Pesticidas – estos están almacenados en las células de grasa del pescado, aves de corral y en otras fuentes de alimentos.
3. Hormonas de Crecimiento – usadas para cebar a los animales que serán posteriormente consumidos tales como res, pollo, pavo y cerdo.
4. Los pegamentos, pinturas y barnices en nuestros muebles.

5. Productos de cuidado personal como el jabón, champú y perfumes.

Así, ¿qué puede hacer para limitar (o aún eliminar) su exposición a estos peligrosos químicos? Ponga en práctica estos consejos:

· Evite los empaques de plástico y no coma nada que ha sido calentado en un envase de plástico.

· Evite comprar carne de res, lácteos y carne de ave que contenga hormonas y compre opciones orgánicas, vegetarianas y de corral de su tienda naturista.

· Coma vegetales y frutas orgánicas siempre que le sea posible, o al menos lave sus frutas y vegetales abundantemente con una solución de vinagre y agua antes de comerlas.

· Beba agua mineral natural en vez de agua de caño.

· Coma brócoli, coliflores y coles de Bruselas –pueden reducir el efecto de estas toxinas en su cuerpo.

· Use ropa protectora, ventilación adecuada y máscaras para la cara cuando esté utilizando productos comunes de limpieza del hogar y productos de jardinería.

· Use productos de cuidado personal orgánicos y naturales

• **Agua**. Instale un sistema de purificación de agua de alta calidad en su casa para remover químicos, pesticidas, herbicidas, insecticidas, plomo, alergenos, Giardia y criptosporidiosis del agua que bebe, úselo para cocinar y ducharse. También considere instalar un filtro en su ducha para aún más protección, dado que el agua caliente puede hacer a muchas toxinas más volátiles y ocasionar que se absorban con más facilidad.

• **Productos de limpieza**. Por suerte los productos ecológicos son fáciles de encontrar en estos días y se ofrecen en presentaciones libres de toxinas para mantener su casa limpia y prolija.

• **Productos de Jardinería.** Los aerosoles para el césped y el jardín pueden presentar un peligro para aquellas parejas que están tratando de concebir. Olvide los pesticidas para tener un jardín y césped más natural.

• **Plomo**. Si vive en una casa que fue construida después de 1960, debe considerar el tener que probar si hay presencia de plomo.

Si encuentra plomo, asegúrese de seguir las recomendaciones del especialista para removerlo y/o encapsularlo.

Haga lo que pueda para alejarse de esas toxinas peligrosas, y usted podría sorprenderse por la falta de ruido en su cabeza.

REDUCIR EL IMPACTO DEL RUIDO FUERTE

El ruido en sí puede contribuir a empeorar su Acúfeno, y necesitará evitarlo siempre que sea posible. Sin embargo esto es más fácil decirlo que hacerlo, considerando la cantidad de ruido con el que somos bombardeados cada día. Pero hay maneras de limitar su exposición para encontrar alivio. Aquí le damos unas cuántas sugerencias:

·   Pida a sus vecinos (y a sus seres amados) bajar el volumen siempre que sea posible. Ciertamente Ud. no podrá esperar que todos en su casa y en su vecindario permanezcan muy sigilosos todo el tiempo, pero puede pedirles amablemente no subir el volumen de la música demasiado fuerte (o por mucho tiempo). Y si deben hacerlo, quizá ellos podrían advertirle antes, de manera que usted pueda usar tapones o máscara para cuidar que el ruido no le cause un severo dolor.

·   Si usted vive en un área de mucho ruido en donde hay camiones bulliciosos, fábricas, etc., debe ponerse en contacto con la Agencia del Medio Ambiente u otras autoridades locales para asegurarse de que están cumpliendo con los estatutos locales, estatales y federales sobre niveles de ruido. A menudo, las personas que viven en este tipo de zonas comerciales o industriales, pueden encontrar algo de alivio cuando las ordenanzas de ruido y reglamentos son cumplidos.

·   Por supuesto, si usted pide ayuda porque hay un vecino bullicioso o una empresa local, cuyos niveles de ruido parecen estar por encima del nivel aceptable, es posible que necesite hablar con un abogado acerca de tomar acciones legales para reducir el ruido. Sin embargo esto puede causar otros problemas, por lo que querrá hacer su mejor esfuerzo para resolver el problema usted mismo primero.

·   Use equipo de protección para la cabeza. Los tapones para los oídos e incluso algunas máscaras para ruido pueden ser usadas con éxito para la protección contra el ruido exterior

·   Modifique su entorno si es necesario. Algunos pacientes que sufren de Acúfeno han encontrado que una vez que sus síntomas surgen, ya no pueden seguir viviendo en la misma ciudad, pueblo o aún en el vecindario debido al excesivo ruido que oyen. En algunos casos, las personas han encontrado alivio mediante el cambio de la ajetreada vida urbana a la vida rural que es mucho más tranquila. Aunque parece una medida drástica, pero a veces mudarse puede ofrecer el tan necesario alivio, particularmente para aquellos que encuentran difíciles otros tratamientos.

PROBANDO LA TERAPIA DE HABITUACIÓN

La terapia de habituación puede ser uno de los mejores recursos usados para disminuir el ruido del Acúfeno, usado en conjunto con otros métodos de tratamiento, e inclusive por si solo. Sin embargo, ya que no hay una gran cantidad de terapeutas entrenados en terapia de habituación en los EE.UU., puede tardar meses (o incluso años), para poder ingresar a un programa. Aunque la terapia de habituación formal es siempre lo mejor, hay algunas formas de tratamientos que se pueden hacer en casa por su cuenta, mientras espera a unirse a un programa de tratamiento. Prácticamente no hay efectos secundarios en este tipo de tratamiento - es completamente seguro. Si desea probar esto en casa, siga adelante y lea esto. Éste es un resumen básico de la terapia de habituación impuesta a sí mismo:

1. Descarte cualquier razón médica para su Acúfeno a través de adecuadas evaluaciones médicas
2. Una vez que se ha descartado que no hay una razón médica para su Acúfeno, puede comenzar la terapia de auto habituación mediante la compra de un generador de ruido blanco. Si bien la marca o modelo depende de usted, lo mejor es encontrar un fabricante que se especialice en la fabricación de máquinas para tratar específicamente el Acúfeno.

3. A continuación, asegúrese de que entiende completamente que el Acúfeno es molesto, pero no lo va a matar de ninguna manera. Esto hará que sea más fácil para usted ignorar los sonidos que escucha.

4. No es posible resultados instantáneos - este tipo de terapia toma su tiempo, comienza a reentrenar el cerebro y borrar cualquier recuerdo existente de circuitos de sonido. La paciencia es la clave del éxito.

5. Comience el tratamiento usando un enmascarador de ruido mientras esté despierto. Asegúrese de mantener el nivel de volumen muy bajo al principio (tal vez incluso que apenas se pueda escuchar).

6. Una vez por semana, suba un poco el volumen, y ya no aumente el volumen una vez llegado al punto donde ya no es silencioso, pero tampoco es demasiado fuerte. Advertencia: si siente que el ruido del enmascarador parece

aumentar los síntomas del Acúfeno, ¡Reduzca el volumen del enmascarador de inmediato!
7. Nunca aumente el volumen del enmascarador más allá del volumen del zumbido mismo del Acúfeno.

SUGERENCIAS ÚTILES PARA ENFRENTAR EL ACÚFENO EN LAS MAÑANAS

Un rugido en la mañana es común entre los muchos que sufren de Acúfeno, porque muchos de ellos experimentan un incremento de los síntomas en las primeras horas de la mañana. Algunas maneras simples que otros han encontrado para aliviar este ruido adicional en las mañanas son:

·   dormir con la cabeza elevada – usando el borde de la cama o varias almohadas, puede detener la congestión de sangre en su canal auditivo, que es una razón por la que los síntomas empeoran.

·   Beber algo dulce como un jugo, un té con una cucharadita de azúcar, o incluso un vaso con agua azucarada. Al elevar el nivel de azúcar en la sangre cuando usted despierta, puede evitar un aumento en el zumbido del oído por la mañana. Sin embargo, sólo aquellos que no sufren de ningún problema de glucosa deben probar esto.

CÓMO EL ESTRÉS AFECTA EL ACÚFENO

El organismo trata de muchas maneras diferentes las cuestiones y problemas internos y externos. Mientras que a una persona no le molesta en lo más mínimo cuando alguien toca el claxon, otro puede resultar extremadamente estresado y hacer todo lo posible para satisfacer la impaciencia de esa persona de modo que deje de tocar la bocina. El estrés es un resultado directo de la manera como su cuerpo responde a una amplia gama de demandas diarias.

Entonces, ¿cómo afecta el estrés a su Acúfeno? Puede debilitar su sistema inmunológico y hacerlo más susceptible a las enfermedades e infecciones, y esto es lo que causa o empeora los síntomas de Acúfeno. También puede realzar los sonidos que escucha. El estrés está directamente relacionado con el nivel de gravedad que percibe de su Acúfeno día en día, o incluso de una hora a hora (e incluso puede causarlo). Por eso es importante aprender a controlarlo.

REDUCIR EL ESTRÉS

Una de las mejores formas de combatir el Acúfeno es reducir el estrés tanto como pueda en su vida. Sin embargo, esto va a significar diferentes cosas para diferentes personas, pero en general, puede probar los enfoques siguientes:

Identificar los Factores Estresantes en Su Vida

Recuerde que el estrés que pueda sentir no puede tener ningún efecto en otra persona. Por eso es tan importante averiguar lo que lo pone con los nervios de punta, para que pueda eliminar el estrés de su vida. Por ejemplo, si un horario sobrecargado lo hace desmoronarse, haga todos sus esfuerzos para recortar las actividades no esenciales para tener más tiempo para relajarse. Sin embargo, si sentarse sin hacer nada lo pone nervioso, encuentre más cosas para ocupar su tiempo. Observe bien las cosas en su vida que lo afectan para determinar qué factores de estrés pueden ser eliminados, y qué factores estresantes simplemente necesitan más atención.

Hay muchos signos de estrés. Éstos son sólo algunos de los más comunes a tener en cuenta:

- trastornos del sueño
- irritabilidad
- dolor en la espalda, hombro y cuello
- malestar estomacal, indigestión y acidez estomacal
- trastornos intestinales
- tensión muscular
- cambios en su peso
- cansancio y fatiga
- dolor en el pecho
- presión arterial alta
- problemas de la piel
- inmunosupresión
- nerviosismo, ansiedad
- irritabilidad y frustración
- sentirse fuera de control
- reacciones exageradas
- sensación de vacío estomacal o mareos
- cambios de humor
- problemas de memoria
- dificultad en la concentración

Para reducir algo de la tensión en su vida, pruebe estos 10 sencillos consejos

1. Levántate temprano cada mañana para que tenga más tiempo para prepararse sin prisas.

2. Asegúrese de darse tiempo por las mañanas para sentarse y tomar su desayuno. Es una gran manera de centrarse en su día y alimentar a su cuerpo en una forma más relajada.

3. Mantenga una lista de "tareas pendientes" que desea lograr en forma diaria,

semanal o mensualmente. Siempre y cuando no se centren en todas las cosas que aún quedan pendientes, lo ayudará a ver qué tiene por adelante, y también lo que ha logrado llevar a cabo hasta ahora.

4. Tómese su tiempo para oler las rosas (o cualquier otra cosa que le relaja o le hace feliz). Haga algo divertido todos los días, incluso si es tan simple como sentarse en su coche en el almuerzo y escuchar su CD favorito, o bromear con un amigo tomando una taza de chocolate caliente.

5. Evite a las personas negativas siempre que pueda. Nada puede estresarlo más que estar rodeado de personas que no pueden encontrar nada que los haga felices.

6. Tómese unos minutos para cepillarse el pelo. La mayoría de la gente encuentra esto muy relajante - ¡y también se siente bien!

7. Mantenga su horario manejable. Claro, esto puede ser más fácil decirlo que hacerlo, pero dese un momento cada día
para ver lo que usted "necesita" hacer y lo que "debe" hacer.

8. Manténgase preparado. Nada provoca más tensión en su día que no ser capaz de encontrar la factura que debe pagar, la letra que debe hacer firmar a su jefe, o el número de
teléfono al que debe llamar.

9. Tenga un pasatiempo - ¡es divertido!

10. Tome un respiro. Cuando esté cansado, descanse.

Cuando tenga hambre, coma. Cuando necesite un escape,

¡hágalo!

CONTROLE SU IRA

La ira es un factor de estrés importante en muchas de nuestras vidas. Una de las más fuertes emociones humanas, la ira puede ser incrementada por el estrés, provocando que se pierda los estribos en forma más rápida y sobre un tema que de otro modo carecería de importancia. Al aprender a controlar mejor su ira (y su mal genio), usted podrá reducir sus niveles de estrés, e incluso reducir el número de ataques de Acúfeno que experimenta. Aquí le presentamos algunas cosas simples que puede hacer la próxima vez que comience a perder los estribos:

· Reconozca y admita que usted está enojado. Luego, hable calmadamente sobre aquello que lo que está haciendo enojar.

· Aléjese o salga un momento.

- Encuentre una manera segura para liberar su ira - vaya a otra habitación y grite, salga a dar un paseo, o incluso déle golpes a la almohada.

- Distráigase con otra actividad.

- Escriba sus sentimientos.

DUERMA LO SUFICIENTE

Su cerebro y su cuerpo necesitan tiempo para descansar y revitalizarse. Cuando usted duerme, le da a su cerebro tiempo para repasar todo lo que ha experimentado durante el día para eliminar las cosas innecesarias, y para que sus órganos corporales tengan el tiempo para sanarse y prepararse para el día siguiente. Cuando no duerme lo suficiente, le quita a su cuerpo la oportunidad de revitalizarse.

Entonces, ¿cómo puede dormir lo suficiente cuando está la mitad de la noche despierto debido al ruido en su cabeza y en los oídos? Algunos expertos sugieren encontrar maneras para relajarse antes de dormir tomando un baño caliente, evitar actividades extenuantes antes de ir a la cama, mantener un horario de acostarse regular y habitual para indicar al cuerpo que el sueño es inminente, la planificación de las actividades del día siguiente con anticipación para que no sea necesario pensar en eso al acostarse, evitar todas las actividades que le hacen cansarse y cortar toda la cafeína, nicotina, azúcar y otros estimulantes durante al menos 2 horas antes de irse a dormir.

ASUMIENDO UN PAPEL ACTIVO PARA COMBATIR EL ACÚFENO

Como hemos visto, hay un montón de maneras de tratar sus síntomas de Acúfeno. Cualquier forma de plan de tratamiento que usted elija para liberarse del Acúfeno de por vida, lo más importante a recordar es tomar un papel activo en la lucha contra los factores de estrés, que pueden desencadenar los síntomas. Esto necesitará un enfoque integral para su recuperación que incluye la búsqueda de la combinación adecuada de medicamentos, tratamientos e incluso alteraciones estilo de vida. Es probable que esto incluya:

- Ejercicio regular
- Comer una dieta bien balanceada y rica en vitaminas y minerales importantes

- La eliminación de las toxinas ambientales que pueden inducir los síntomas, incluido el humo del cigarrillo y los aditivos de los alimentos
- Reducción del impacto de los ruidos nocivos, tomando las precauciones

necesarias
- Encontrar remedios naturales que sean eficaces para usted
- Comenzar una combinación de terapia de habituación y tratamiento de hipnoterapia
- Trabajar con su médico para encontrar los medicamentos tradicionales que funcionan en el alivio de sus síntomas
- Combatir el estrés en su vida que podrían estar agravando su Acúfeno

- Tomarse el tiempo para permitir que su plan de tratamiento funcione

Encontrar la cura adecuada para su Acúfeno no sucederá de inmediato - pero con paciencia y persistencia, lo lograra. Hay una respuesta por ahí para usted. ¡Sólo tiene que encontrarla!

APÉNDICE 1:

TRATAMIENTOS MÉDICOS ALTERNATIVOS PARA EL ACÚFENO

Como ya has aprendido, hay una gran cantidad de diferentes tipos de tratamientos disponibles para ayudarle a lidiar mejor con su Acúfeno. He aquí un resumen de algunas de las alternativas de tratamiento más comunes que han ayudado más a los pacientes:

HOMEOPATÍA

La homeopatía es probablemente la más aceptada de todas las medicinas alternativas que se utilizan hoy en día. Ideado en 1700 por Samuel Hahnemann, la medicina homeopática se basa en dos principios básicos:

1. semejante cura lo semejante - lo que significa que la cura para un problema por lo general reside en el problema mismo
2. menos es más - esto requiere sólo la intervención necesaria y las dosis mínimas de todos los medicamentos

Los homeópatas creen que los síntomas son simplemente señales de que el cuerpo está tratando de protegerse de la enfermedad. Es por eso que estos profesionales se centran más en descubrir y tratar la fuente del problema que el síntoma real. Es su creencia de que el cuerpo humano tiene todo lo necesario para curarse de la mayoría de trastornos, si está en buena forma. Por lo tanto, es tarea de la homeopatía fortalecer la propia capacidad del paciente para curar, ayudando y estimulando sus propios mecanismos naturales para la curación.

Esto se logra generalmente ofreciendo al paciente dosis extremadamente diluidas de medicamentos específicos para reactivar el proceso de curación. Mientras la medicina tradicional utiliza medicamentos para aliviar los síntomas, los homeópatas utilizan dosis más pequeñas para guiar los propios principios de curación del cuerpo. La mayoría de las dosis son tan pequeñas que el paciente no necesita ni siquiera una receta médica para obtenerlas. La persona es capaz de comprar el medicamento en una tienda de medicina alternativa o puede conseguirlo a través del terapeuta homeopático. Sin embargo, esto no significa que el paciente deba prescribir su propio tratamiento. El tratamiento homeopático adecuado debe ser administrado por un profesional experimentado para que tenga éxito (y no cause otras enfermedades).

Las causas de su Acúfeno pueden ser muy diferentes a la causa de la enfermedad de otra persona, y por lo tanto deben ser tratados de manera diferente. Esta es la razón principal por la que un diagnóstico adecuado y el tratamiento deben ser prescritos por un profesional que tenga experiencia en el tratamiento de las múltiples facetas del Acúfeno. La otra razón por la qué es importante no automedicarse es el hecho de que cualquier medicamento que toma (homeopáticos o no) debe ser controlado cuidadosamente en cuanto a su salud en general y otras condiciones médicas.

Dicho esto, algunos de los remedios homeopáticos más usados para tratar una variedad de casos y causas de Acúfeno son:

·   **Lycopodium** - una planta verde musgo que reduce el timbre o eco que algunos pacientes experimentan, junto con algún tipo de pérdida auditiva.

·   **Cabro Vegatabilis** - elaborado a partir de carbón vegetal, ha sido útil en el tratamiento de síntomas que se presentan junto con el Acúfeno como malestar estomacal y congestión (aunque no se ha reportado que trate el ruido en el oído reales asociados con el Acúfeno).

·   **Café Crudo** - procedente del café sin tostar y alto en contenido de cafeína, el café cruda calma los nervios y alivia algo de la ansiedad asociada que siente una persona que sufre de Acúfeno.

·   **Grafitos** - también conocido como conductor negro, ha sido utilizado con éxito para tratar el Acúfeno en los pacientes que experimentan algún grado de sordera en uno o ambos oídos.

·   **Natrum salicílico**- generalmente se utiliza para los pacientes que experimentan un zumbido constante en los oídos, también se utiliza para aliviar otros síntomas que acompañan este trastorno similares a la gripe.

·   **Chininum Sulphuricam** - utilizado para tratar general el Acúfeno.

·   **Acido Salicílico** - un tratamiento muy prometedor para aquellos que experimentan Acúfeno después de tomar aspirina. También se ha utilizado para tratar severos sonidos extremos en pacientes.

ACUPUNTURA

Cuando usted piensa en la acupuntura, puede pensar en personas con agujas insertadas por todo el cuerpo. Aunque esta imagen es verdad en cierto modo, la acupuntura tradicional implica mucho más que simplemente hincar a un paciente con un montón de agujas.

Utilizada por miles de años, la acupuntura consiste en penetrar en puntos precisos sobre la piel para producir un intercambio de electrones dentro de los meridianos del cuerpo. Se cree que esto puede causar un efecto positivo a largo plazo en cada uno de los órganos cuando se usa correctamente - ¡incluyendo el oído!

La medicina occidental atribuye sus efectos a la liberación de químicos que son estimulados por el sistema nervioso durante el procedimiento. Independientemente de por qué usted cree que funciona, lo cierto es que, tanto profesionales médicos occidentales como orientales creen en la acupuntura y la usan regularmente para ayudar a sus pacientes en una variedad de maneras.

¿Cómo funciona la acupuntura? Hay varias teorías:

1. Las agujas de la acupuntura estimulan la producción de endorfinas, lo que ayuda a relajar a los pacientes y ayudarlos en su respuesta de lucha o escape que está asociada con el miedo y el estrés. Esto equilibra las energías del cuerpo y mantiene los órganos funcionando a su máxima capacidad.

La presión ejercida por las agujas de la acupuntura en realidad crean una micro corriente eléctrica en el cuerpo, y esto libera prostaglandinas en la circulación sanguínea y envía mensajes al hipotálamo, que regula las hormonas del cuerpo.

Es importante recordar cuando recurra a la acupuntura que diferentes puntos tienen diferentes efectos. La persona que la aplique debe
estar bien calificada para tratar los problemas específicos para tratar su Acúfeno.

¿Cómo Puede Ayudar la Acupresión?

Dependiendo de dónde se aplican la acupresión (y acupuntura), usted puede disminuir el sistema nervioso simpático, e incluso cambiar sus células. Dependiendo de las causas de su Acúfeno, esto puede ser todo lo necesario para aliviar sus síntomas, o el tratamiento simplemente puede ayudar a mejorar la eficacia de otros métodos de intervención médica.

El cuerpo está compuesto de un sistema de reacciones y respuestas: si toca un nervio, será una señal al cerebro para cambiar algo en alguna parte del cuerpo como las hormonas. Como una reacción en cadena, al pulsar sobre ciertos puntos o meridianos pueden estimular una reacción causa y efecto a lo largo de todos los sistemas y órganos del cuerpo. Su sangre puede ser estimulada para enviar mensajes a áreas específicas.

Aunque el uso de agujas de acupuntura puede ofrecer mucha ayuda para muchas personas, pero hay quienes son aprensivos acerca de pincharse con agujas, y optan por un tratamiento de acupresión menos invasivo. Esto es perfectamente aceptable, ya que la acupresión emplea las mismas técnicas básicas, sólo que sin las agujas.

La otra ventaja interesante con la acupresión es el hecho de que a menudo se pueden estimular los puntos de acupuntura en su propio cuerpo, una vez que aprenda la técnica adecuada y saber qué puntos deben abordarse sobre la base de su propia situación y necesidades individuales de tratamiento.

YOGA

Se ha demostrado que el yoga es muy eficaz en la reducción de los niveles de estrés para reducir la cantidad de ruido que escuche de su Acúfeno. Si bien hay muchas formas de este antiguo tratamiento de ejercicios, la mayoría de la gente realiza uno de estos dos principales tipos de yoga:

1. Ejercicio físico que promueve la fuerza y la flexibilidad estirando los músculos de las extremidades, la espalda y el cuello. También se utiliza para aumentar la circulación, lo cual puede reducir dramáticamente sus síntomas de Acúfeno.

2. Control mental y relajación a través de la meditación para relajarse y alcanzar un estado de paz interior y armonía. Esto es particularmente útil para aquellos que están sufriendo de Acúfeno y con niveles altos de estrés y ansiedad debido a su afección.

Éstos son algunos sencillos ejercicios de yoga para intentar por su cuenta. Ha sido diseñado para aumentar la circulación en la cabeza, porque esto le puede proporcionar alivio de los síntomas de Acúfeno:

· Encuentre una posición cómoda

· Meta la barbilla hacia el pecho. Ahora, gire la cabeza lo más a la derecha como sea posible. Si en cualquier momento, usted se siente incómodo - ¡pare! Mantenga la posición durante 5 segundos. A continuación, gire la cabeza en la dirección opuesta, en la medida que pueda, y mantenga esa posición durante 5 segundos.

· Incline la cabeza hacia adelante. Lleve la barbilla hacia el pecho. Mantenga la posición durante 5 segundos.

· Incline la cabeza hacia atrás, manteniendo la barbilla pegada, y mantener durante 5 segundos.

· Repita esta serie varias veces.

OSTEOPATÍA

Cada vez más popular entre las prácticas médicas tradicionales de hoy en día, la osteopatía se basa en técnicas de manipulación que se aplican a la espalda y el cuello. Mientras que algunos pacientes de Acúfeno han experimentado gran alivio al usar este método de tratamiento, se debe señalar que otros han informado un aumento en los síntomas cuando el procedimiento fue aplicado por un profesional que no fue especialmente entrenado en el tratamiento de Acúfeno.

SANACIÓN Y TERAPIAS COMPLEMENTARIAS

Con tantos profesionales de la medicina que actualmente reconocen un vínculo entre la condición médica de un paciente y su bienestar emocional en cuanto a diagnóstico y tratamiento (especialmente en lo que respecta al Acúfeno), muchos de ellos ahora están buscando más allá de la medicina tradicional para ayudar a sus pacientes. Esto incluye el uso de algunas nuevas e innovadoras terapias "complementarias". Éstos son sólo algunas que usted puede considerar:

Sanación

El poder de la sugestión es fuerte. Para aquellos con un vínculo espiritual, la curación por la fe o la imposición de las manos puede ofrecer la comodidad y la ayuda que buscan. Aunque hay poca evidencia científica que apoye la sanación con la energía o la sanación espiritual como una cura para el Acúfeno, algunos pacientes han experimentado el muy necesario alivio después de visitar a un "especialista en sanación".

Toque Terapéutico

A diferencia de los curanderos que usan las fuerzas sobrenaturales para hacer efectiva la curación de un paciente, el toque terapéutico se lleva a cabo por no videntes. Ellos tratan de transferir energía de su propio cuerpo al paciente como una forma de darles la energía para sanar.

APÉNDICE 2:

MEDICACIONES PARA EL ACÚFENO

Como ya hemos hablado, hay una serie de medicamentos convencionales que se pueden utilizar para tratar el Acúfeno. Si bien, no es una cura en sí, pero pueden ser útiles en controlar (o incluso eliminar) los síntomas hasta que una cura verdadera se pueda encontrar. Sin embargo la mayoría de ellos presentan efectos secundarios, y por lo tanto, debe evitarse el uso a largo plazo. Sin embargo, algunos pacientes pueden sentirse más cómodos con los tradicionales tratamientos farmacéuticos que con las otras opciones que se han descrito en este libro.

Como se expuso anteriormente, los medicamentos utilizados para tratar los síntomas del Acúfeno se dividen en tres categorías principales:

MEDICAMENTOS CONTRA LA ANSIEDAD

Los medicamentos más comúnmente usados para tratar el Acúfeno son ansiolíticos llamados benzodiazepinas. Trabajan, suprimiendo toda la hiper-sensibilidad experimentada por el sistema nervioso central y el cerebro. Las benzodiazepinas prescriben con más frecuencia incluyen:

Xanax (general: alprazolam) – si bien Xanax rara vez "cura" el Acúfeno por completo, ha sido exitoso en reducir el volumen del Acúfeno en un 40% en más del 75% de los pacientes. No obstante, presenta efectos secundarios. Más del 20% de las personas que lo usado experimentan visión borrosa, un cambio en su deseo sexual, estreñimiento, somnolencia, boca seca, fatiga y dolores de cabeza moderados a severos. Esto puede hacer que algunos lo encuentren difícil de manejar. La mayoría de los médicos prescriben dosis muy bajas, y esto parece ayudar a limitar los efectos secundarios.

Serax y Klonopin - trabajan mucho mejor con los pacientes de Acúfeno. Estos dos medicamentos parecen aliviar los síntomas en el 52% a 70% de las personas que lo toman.

Otros - por supuesto, hay otros medicamentos contra la ansiedad que se puede utilizar para aliviar los síntomas de Acúfeno incluyendo: Ativan, Valium y Traxene.

MEDICAMENTOS ANTIDEPRESIVOS

En algunos pacientes, los antidepresivos pueden reducir los sonidos del Acúfeno, pero a menudo se requiere un período de prueba y error para encontrar el medicamento correcto y la dosis que funcione. Dos de los medicamentos antidepresivos más utilizados para tratar el Acúfeno incluyen tricíclicos y los ISRS.

Los *tricíclicos* actúan bloqueando las neuronas y haciendo que hayan más neurotransmisores disponibles en la sinapsis. Los dos Tricíclicos más comunes utilizados para tratar el Acúfeno incluyen Pamelor (nombre genérico: nortryptiline) y Elavil (amitriptilina). Mientras que Pamelor ha demostrado ser una gran promesa en la gran mayoría de los pacientes que lo probaron, se ha reportado que Elavil induce el Acúfeno en algunas personas, aunque también funciona bien para reducir los síntomas en otros.

Los *ISRS*, también conocidos como Inhibidores Selectivos de la Recaptación de Serotonina, incluyen Paxil, Zoloft, Luvox y Prozak. Ellos trabajan manteniendo los niveles de serotonina estables en el cerebro. Los efectos secundarios de estos fármacos incluyen nerviosismo, problemas estomacales y dolores de cabeza.

MEDICAMENTOS ANTICONVULSIVOS

Los medicamentos anticonvulsivos, que trabajan disminuyendo la estimulación excesiva en el cerebro, tales como Tegretol y Klonopin habrían proporcionado alivio a casi el 80% de todos los pacientes que sufrían de los síntomas de Acúfeno.

Los que han recibido mas ayuda utilizando este tipo de tratamiento médico son las personas con Acúfeno central discapacitante (no en un lado o el otro lado), y aquellos en los que el Tratamiento Habitual para el Acúfeno ha fallado. Por supuesto, los efectos secundarios de estos medicamentos pueden ser graves en algunas personas, de modo que usted debe hablar con su médico y discutir lo que debe esperar antes de comenzar este tipo de tratamiento.

NOTA ESPECIAL:

Cuando esta empezando cualquier tratamiento farmacéutico es importante comprender que, el alivio no es instantáneo. Puede tomar semanas (o meses) para que estos medicamentos empiecen a actuar, y los efectos secundarios pueden durar hasta 4-8 semanas. Sin embargo para algunas personas, la medicina es una buena opción para encontrar alivio.

APÉNDICE 3:

ASOCIACIONES DE ACÚFENO

Si usted ha sido diagnosticado recientemente con Acúfeno o lo ha sufrido durante años, comprenderá lo difícil que puede ser vivir con un zumbido constante, silbido o pitido en sus oídos. Existen tratamientos para esta afección si puede encontrarse una causa, pero a menudo los síntomas solo pueden reducirse o manejarse, y el ruido molesto y frustrante sigue.

Hay organizaciones que se dedican a ayudar a las personas con todo tipo de problemas de audición, y hay algunas específicamente para los que padecen de Acúfeno. Éstas son sólo algunas:

LA ASOCIACIÓN AMERICANA DE ACÚFENO

www.ata.org
Casilla Postal 5
Portland, OR 97207-005
800-634-8978

La Asociación Americana de Acúfeno fue fundada en 1971 para recaudar fondos para la investigación para conseguir una cura para el Acúfeno. Hoy en día, la organización sirve como un punto de encuentro para los pacientes y los médicos y también es un recurso para las personas que buscan apoyo e información sobre la enfermedad. Su misión es: La Asociación Americana de Acúfeno existe para curar el Acúfeno a través del desarrollo de los recursos que promuevan la investigación sobre el Acúfeno.

ASOCIACIÓN CANADIENSE DE ACÚFENO

23 Ellis Park Road
Toronto, ON Canada M6S 2V4
416-762-1490 www.kadis.com/ta/Acufeno.htm

ASOCIACIÓN BRITÁNICA DE ACÚFENO

4th floor, White Building Fitzalon Square Sheffield, S1 24Z, UK
+44 (0) 11429 6600 www.Acufeno.org.uk

LA ASOCIACIÓN NACIONAL DE AUDICIÓN Y HABLA (NAHSA)

10801 Rockville Place
Rockville, MD

FUNDACIÓN ESPERANZA PARA LA AUDICIÓN

6535 Wilshire Blvd. Suite 255
Los Angeles ca 90048
323-651-2631 www.hope4hearing.org

H.E.A.R. (EDUCACIÓN Y CONCIENTIZACIÓN SOBRE AUDICIÓN P ARA ROQUEROS)

Casilla Postal 460847
San Francisco ca 94146
415-409-3277 www.hearnet.com

Este es un grupo sin fines de lucro que fue fundado por músicos y médicos que luchan contra la pérdida de la audición en la industria musical. Ofrecen pruebas de audición, prevención, información sobre estudios de investigación y equipo de protección.

INSTITUTO NACIONAL DE SORDERA Y OTROS PROBLEMAS DE C OMUNICACIÓN

Institutos Nacionales de Salud
31 Center Drive MSC 320
Bethesda MD 20892
301-496-7243 www.nidcd.nih.gov

ASOCIACIÓN DE TRASTORNOS VESTIBULARES

Casilla Postal 4467
Portland OR 97208
503-229-7705 www.vestibulor.org

ASOCIACIÓN AMERICANA DEL HABLA, LENGUAJE Y AUDICIÓN

200 Research Boulevard
Rockville, MD 20850-3289
301-296-5700
Miembros: 800-498-2071
No Miembros: 800-638-8255
Correo electrónico: actioncenter@asha.org

ACADEMIA AMERICANA DE AUDIOLOGÍA

11730 Plaza America Drive, Suite 300
Reston, VA 20190
Teléfono: 800-AAA-2336
www.audiology.org

ENLACES Y OTROS RECURSOS

Hay un montón de otros recursos que le pueden dar un montón de información
sobre el Acúfeno y sus tratamientos alternativos. Aquí le presentamos un listado de
enlaces adicionales que le pueden resultar útiles en su investigación:

Ayuda Gubernamental Gratuita

Institutos Nacionales de Salud: www.nih.gov
Sus preguntas sobre salud contestadas en el: 1-800-336-4797

Ayuda con Acupuntura

Instituto Internacional de Acupuntura: www.lcaet.com

Asociación Americana de Acupuntura: www.aaaomonline.org

Ayuda con Medicina Alternativa

Asociación Nacional para la Medicina Alternativa: www.naaam.org

Healthworld Online: www.healthy.net

El Diario de Medicina Alternativa y Complementaria: www.liebertpub.com

Asociación Nacional para Aromaterapia Holística: www.naha.org

Centro Nacional para Medicina Complementaria y Alternativa:

www.nccam.nih.gov

Ayuda en Bio-retroalimentación

Asociación para la Psicofisiología Aplicada y Bio-retroalimentación www.aapb.org

Ayuda en Tratamientos Herbales

Consejo Botánico Estadounidense: www.herbalgram.org Asociación Estadounidense de Productos Herbales: www.ahpa.org Herbolaria Medica: www.medherb.com

Ayuda Homeopática

Centro Nacional para la Homeopatía: www.homeopathic.org

Asociaciones de Homeopáticos: www.abchomeopathy.com/l

La Asociación Americana de Farmacéuticos Homeopáticos:

www.homeopathicpharmacy.org

Ayuda en Hipnosis

Academia de Hipnoterapia Científica: www.health.gov/ La Sociedad Nacional de Hipnoterapeutas: www.wel.net

La Academia Médica de Hipno-analistas Médicos: www.aamh.com

Grupos de Auto Ayuda

Centro Americano de Auto Ayuda: www.mentalhelp.net/selfhelp

INDICE

www.ingramcontent.com/pod-product-compliance
Lightning Source LLC
Chambersburg PA
CBHW051347280526
45784CB00007B/2846